E. Martin   P. Nawroth (Hrsg.)
Fachübergreifende Aspekte der Hämostaseologie V

Mit freundlicher Empfehlung

Baxter Deutschland GmbH · BioScience
Im Breitspiel 13 · 69126 Heidelberg

Springer
Berlin
Heidelberg
New York
Barcelona
Hongkong
London
Mailand
Paris
Tokio

Eike Martin   Peter Nawroth (Hrsg.)

Fachübergreifende Aspekte der Hämostaseologie V

7. Heidelberger Symposium
Hämostaseologie und Anaesthesie,
7./8. September 2001

Mit 40 Abbildungen und 13 Tabellen

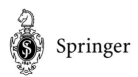

Professor Dr. med. Eike Martin
Universität Heidelberg
Klinik für Anästhesiologie
Im Neuenheimer Feld 110
69120 Heidelberg
Deutschland

Professor Dr. med. Peter Nawroth
Universität Heidelberg
Medizinische Klinik I
Bergheimer Straße 58
69115 Heidelberg
Deutschland

ISBN 3-540-43350-3   Springer-Verlag Berlin Heidelberg New York

Die Deutsche Bibliothek – CIP-Einheitsaufnahme
Fachübergreifende Aspekte der Hämostaseologie / Eike Martin ; Peter Nawroth (Hrsg.) – Berlin ; Heidelberg ;
New York ; Barcelona ; Hongkong ; London ; Mailand ; Paris ; Tokio : Springer
6. Disseminierte Gerinnungsaktivierung. – 2002
ISBN 3-540-43350-3

Dieses Werk ist urheberrechtlich geschützt. Die dadurch begründeten Rechte, insbesondere die der Übersetzung, des Nachdrucks, des Vortrags, der Entnahme von Abbildungen und Tabellen, der Funksendung, der Mikroverfilmung oder der Vervielfältigung auf anderen Wegen und der Speicherung in Datenverarbeitungsanlagen, bleiben, auch bei nur auszugsweiser Verwertung, vorbehalten. Eine Vervielfältigung dieses Werkes oder von Teilen dieses Werkes ist auch im Einzelfall nur in den Grenzen der gesetzlichen Bestimmungen des Urheberrechtsgesetzes der Bundesrepublik Deutschland vom 9. September 1965 in der jeweils geltenden Fassung zulässig. Sie ist grundsätzlich vergütungspflichtig. Zuwiderhandlungen unterliegen den Strafbestimmungen des Urheberrechtsgesetzes.

Springer-Verlag Berlin Heidelberg New York
ein Unternehmen der BertelsmannSpringer Science+Business Media GmbH
http://www.springer.de/medizin

© Springer-Verlag Berlin Heidelberg 2002
Printed in Germany

Die Wiedergabe von Gebrauchsnamen, Handelsnamen, Warenbezeichnungen usw. in diesem Werk berechtigt auch ohne besondere Kennzeichnung nicht zu der Annahme, daß solche Namen im Sinne der Warenzeichen- und Markenschutz-Gesetzgebung als frei zu betrachten wären und daher von jedermann benutzt werden dürften.

Produkthaftung: Für Angaben über Dosierungsanweisungen und Applikationsformen kann vom Verlag keine Gewähr übernommen werden. Derartige Angaben müssen vom jeweiligen Anwender im Einzelfall anhand anderer Literaturstellen auf ihre Richtigkeit überprüft werden.

Herstellung: PRO EDIT GmbH, Heidelberg
Umschlaggestaltung: design & production GmbH, Heidelberg
Satz: K. Detzner, Speyer

Gedruckt auf säurefreiem Papier   SPIN: 10869155   18/3134   5 4 3 2 1 0

Vorwort

Das 7. Heidelberger Symposium über Hämostaseologie in der Anästhesiologie hatte als zentrales Thema die disseminierte Gerinnungsaktivierung, wie sie bei Sepsis im Rahmen der Verbrauchskoagulopathie immer noch ein wichtiges klinisches Problem ist. Die disseminierte Gerinnungsaktivierung stellt sich immer wieder mit zwei Gesichtern dar: Zum einen ist sie ein Paradepferd der wissenschaftlichen Hämostaseologie, das Modell, an dem die Gerinnung erforscht wird, zum anderen ist sie immer wieder für Enttäuschungen und Überraschungen gut, denn kaum meint man, ein Molekül und seine Wirkung verstanden zu haben, so lehrt die klinische Erfahrung, dass dies nicht so einfach ist, wie man ursprünglich dachte.

Diesem Zwiespalt hat sich dieses Symposium gewidmet, indem am ersten Tag versucht wurde, das komplexe System der Mediatoren und Gerinnungsfaktoren nicht wie sonst üblich in der Biochemie darzustellen, sondern indem zunächst einmal die Frage gestellt wurde, ob man denn aus primitiven Modellorganismen lernen kann, ob Mediatoren der Blutgerinnung noch unbekannte Funktionen haben. Diese Systeme erlauben zu verstehen, warum das Gerinnungssystem so eng an das System der Mediatoren der Inflammation gekoppelt ist und erklären die gemeinsame Aktivierung und Dysregulation bei Sepsis. Von besonderer Bedeutung bei Sepsis ist aber nicht nur der enge Bezug zwischen Gerinnung und Inflammation, sondern auch, wie aktivierte Gerinnungsfaktoren, insbesondere das aktivierte Protein C, den Entzündungsvorgang beeinflussen können. Das inzwischen sehr komplexe APC-System ist hier im Detail dargestellt und bietet die Basis, auf der nachfolgend die klinischen Daten zum Einsatz dieser Therapie beurteilt werden können.

Neue Therapeutika bedingen auch immer wieder eine kritische Wertung der klinischen Studien. Hier spielt bei der Sepsis die Ergebnisforschung anhand von Scoresystemen eine große Rolle, auch um die Kostenfragen objektiv beurteilen zu können.

Die Therapie mit Plasmaprodukten war über viele Jahre von der Diskussion über beigemengte virale Erreger überschattet. Aus diesem Grund ist der Darstellung der Prionen und der von ihnen ausgehenden Gefahren bzw. Beherrschung derselben ein eigenes Kapitel gewidmet.

Es ist unsere Hoffnung, dass dieses Büchlein einen Beitrag zur Verbesserung des Verständnisses der zur Sepsis und Verbrauchskoagulopathie führenden Reaktionen liefern, aber auch dem Kliniker Rüstzeug für den klinischen Alltag werden kann.

Heidelberg, Januar 2002   Prof. Dr. E. Martin, Prof. Dr. P. P. Nawroth

Inhaltsverzeichnis

1 Gerinnung und Infektabwehr – Ein phylogenetisches Erfolgskonzept
   als Ursache disseminierter intravasaler Gerinnung?   1
   A. Bierhaus und P. P. Nawroth

2 Molekulare Basis für neue therapeutische Ansätze 27
   M. R. Sprick und M. A. Weigand

3 Scoresysteme bei Sepsis und ihre Wertigkeit für die Stratifizierung
   von Patienten mit Gerinnungsstörungen und Sepsis 41
   G. Deutschinoff, C. Friedrich, R. Markgraf und T. Scholten

4 Was kostet die hämostaseologische Therapie? 57
   I. Krämer

5 Die Bedeutung der Gerinnung für die Prognose von Patienten
   mit Sepsis 73
   H. Böhrer

6 Protein-C-Pathway 81
   C.-E. Dempfle

7 Klinische Ergebnisse der Protein-C- und rhAPC-Substitution 89
   C.-E. Dempfle

8 Treatment with AT III Concentrate in Pre-Eclampsia 103
   D. M. Paternoster, D. Snijders, M. Micaglio, J. De Toffoli, L. Becagli,
   A. Ambrosini and W. Moroder

9   Gerinnungsaktivierung bei Reanimation –
    Gibt es klinische Konsequenzen? 119
    B. W. Böttiger, S.A. Padosch und E. Martin

10 Disseminierte Gerinnungsaktivierung 137
    K. Grimme und H.-C. Pape

11 Humane Prionenerkrankungen 145
    M. Glatzel und A. Aguzzi

Sachverzeichnis 157

Autorenverzeichnis

Aguzzi, A., Prof. Dr.
Universitätsspital Zürich, Institut für Neuropathologie,
Schmelzbergstraße 12, 8091 Zürich, Schweiz

Ambrosini, A., Dr.
Department of Gynaecology and Pathophysiology of Human Reproduction,
Via Giustiniani 3, 35128 Padova, Italy

Becagli, L., Dr.
Department of Gynaecology and Pathophysiology of Human Reproduction,
Via Giustiniani 3, 35128 Padova, Italy

Bierhaus, Angelika, Dr.
Universität Heidelberg, Medizinische Klinik I, Bergheimer Straße 58,
69115 Heidelberg

Böhrer, H., Prof. Dr.
Caritas-Krankenhaus, Uhlandstraße 7, 97980 Bad Mergentheim

Böttiger, B. W., Priv.-Doz. Dr.
Universität Heidelberg, Klinik für Anaesthesiologie,
Im Neuenheimer Feld 110, 69120 Heidelberg

De Toffoli, J., Dr.
Department of Gynaecology and Pathophysiology of Human Reproduction,
Via Giustiniani 3, 35128 Padova, Italy

Dempfle, C.-E., Priv.-Doz. Dr.
Universitätsklinikum Mannheim, I. Medizinische Klinik,
Theodor-Kutzer-Ufer 1–3, 68167 Mannheim

Deutschinoff, G., Dr.
Allgemeines Krankenhaus Hagen GmbH
Grünstr. 35, 58095 Hagen

Friedrich, C., Dr.
St. Marienhospital, Universitätsklinik, Widumer Straße 8, 44627 Herne

Glatzel, M., Dr.
Universitätsspital Zürich, Institut für Neuropathologie,
Schmelzbergstr. 12, 8091 Zürich, Schweiz

Grimme, K., Dr.
Medizinische Hochschule Hannover, Unfallchirurgische Klinik,
Carl-Neuberg-Str. 1, 30625 Hannover

Krämer, Irene, Priv.-Doz. Dr.
Apotheke des Klinikums der Johannes Gutenberg-Universität Mainz,
Langenbeckstr. 1, 55101 Mainz

Markgraf, R., Priv.-Doz. Dr.
Evangelisches Krankenhaus Bethanien, Hugo-Fuchs-Allee 3, 58644 Iserlohn

Martin, E., Prof. Dr.
Universität Heidelberg, Klinik für Anaesthesiologie,
Im Neuenheimer Feld 110, 69120 Heidelberg

Micaglio, M., Dr.
Institute of Anesthesia and Intensive Care Unit, University of Padova,
35128 Padova, Italy

Moroder, W., Dr.
Department of Gynaecology and Pathophysiology of Human Reproduction,
Via Giustiniani 3, 35128 Padova, Italy

Nawroth, P. P., Prof. Dr.
　Universität Heidelberg, Medizinische Klinik I, Bergheimer Str. 58,
　69115 Heidelberg

Padosch, S. A., Dr.
　Klinik für Anaesthesiologie der Universität Heidelberg,
　Im Neuenheimer Feld 110, 69120 Heidelberg

Pape, H.-C., Prof. Dr.
　Medizinische Hochschule Hannover, Unfallchirurgische Klinik,
　Carl-Neuberg-Str. 1, 30625 Hannover

Paternoster, D. M., Dr.
　Department of Gynaecology and Pathophysiology of Human Reproduction,
　Via Giustiniani 3, 35128 Padova, Italy

Scholten, T., Prof. Dr.
　Allgemeines Krankenhaus Hagen GmbH, Grünstr. 35, 58095 Hagen

Snijders, D., Dr.
　Department of Gynaecology and Pathophysiology of Human Reproduction,
　Via Giustiniani 3, 35128 Padova, Italy

Sprick, M. R., Dr.
　Apoproseregulation, Tumorimmunologie Programm, DKFZ-Heidelberg,
　Im Neuenheimer Feld 280, 69120 Heidelberg

Weigand, M. A., Dr.
　Klinik für Anaesthesiologie der Universität Heidelberg,
　Im Neuenheimer Feld 110, 69120 Heidelberg

KAPITEL 1

Gerinnung und Infektabwehr – Ein phylogenetisches Erfolgskonzept als Ursache disseminierter intravasaler Gerinnung?

A. Bierhaus und P. P. Nawroth

Zusammenfassung

Die gleichzeitige Aktivierung der Immunantwort und des Gerinnungssystems nach Verletzung ist ein phylogenetisch altes, adaptives Prinzip, das bereits in frühen Entwicklungsstufen von Eukaryonten beobachtet werden kann. Die enge Verbindung von Gerinnung, Entzündung und Immunabwehr hat sich während der Evolution erhalten und kann im Menschen bei zahlreichen physiologischen Reaktionen auf potentiell schädigende Einflüsse nachgewiesen werden.

Einleitung

Disseminierte intravasale Gerinnung (DIC) ist eine Folgeerscheinung oder eine Komplikation schwerer Grunderkrankungen wie Sepsis, Schock, Polytrauma, Pankreatitis, Leukämie, Malaria tropica und Schlangenbiss [15]. Ursache der DIC ist eine überschießende Gerinnungsaktivierung im Rahmen der Entzündungsantwort, die zum einen die intravasale Bildung und Ablagerung von Fibrin und in Folge die Bildung von Mikrothrombosen, zum anderen den Verbrauch von Gerinnungsfaktoren bedingt („Verbrauchskoagulopathie") und damit verbunden schwere Blutungskomplikationen auslöst [15, 55, 81, 95]. Die Gründe dieser überschießenden Gerinnungsaktivierung werden offensichtlich, wenn man frühe Evolutionsformen der Metazoen (Vielzeller) betrachtet. Untersuchungen an Invertebraten (Wirbellosen) zeigen, dass die Aktivierung des Gerinnungssystems ein phylogenetisch altes, adaptives Prinzip der Infektabwehr darstellt.

Erkennung fremder Strukturen und Muster als Frühform der Immunantwort

Alle Wirbeltiere, aber auch die meisten Wirbellosen, verfügen bereits über Blutgefäßsysteme. Fließt das Blut in Gefäßen mit Endothel als eigener Wandung, handelt es sich um geschlossene Blutgefäßsysteme. Sind dagegen Lücken ohne Endothel zwischengeschaltet und fließt das Blut durch Gewebespalten, sodass es sich mit interstitieller Flüssigkeit zur Hämolymphe vermischt, liegt ein offenes Blutgefäßsystem vor. Invertebraten besitzen im Allgemeinen ein offenes Blutgefäßsystem, in dem noch keine differenzierten Elemente wie phagozytierende Zellen, Erythrozyten oder Plättchen vorkommen [23, 79]. Ebenso fehlt die auf Vertebraten beschränkte Fähigkeit, durch somatische Rekombination von Genfragmenten und klonale Expansion von Lymphozyten Immunität zu erwerben („adaptive immunity" [23, 79]). Das Fehlen einer adaptiven Immunität bedingt, dass sich Invertebraten vollständig durch angeborene Immunität („innate immunity") schützen müssen (Tabelle 1.1 [23, 79]). Derzeit wird angenommen, dass die angeborene Immunität der Invertebraten durch Rezeptoren vermittelt wird. Diese erkennen Strukturen und Muster an der Oberfläche von Mikroorganismen, die normalerweise nicht auf der Zelloberfläche der Wirtszelle vorkommen. Solche Strukturen können die Lipopolysaccharide gramnegativer Bakterien oder die Peptidoglykane grampositiver Bakterien, aber auch apoptotische und verletzte Zellen sein [3, 35, 36, 38–42, 47, 54, 67, 70, 79]. Durch Erkennung potentiell gefährlicher Muster besitzen Invertebraten die Möglichkeit, einen zellulären und humoralen Weg der Infektabwehr zu aktivieren, sobald es zu einer Verletzung oder Infektion kommt: Zwei dieser „nicht selbsterkennenden" effektiven Systeme zur mikrobiellen Abwehr sind die Hämolymphe-Clotting-Kaskade des japanischen Pfeilschwanzkrebses *Tachypleus tridenatus* und das Prophenoloxidase-aktivierende System der Insekten und Krebstiere [72].

Tabelle 1.1. Charakteristika der angeborenen und der erworbenen Immunität

	Innate Immunität	Adaptive Immunität
Zellen	Makrophagen	T-Zellen
	Dendritische Zellen	B-Zellen
Rezeptoren	Festgelegt	„Rearrangement"
Erkennung	Pathogen-assoziierte molekulare Muster, z. B. LPS, Peptidoglykan	Feinstrukturen, z. B. Peptide

Gerinnungsaktivierung als Form der Infektabwehr bei Pfeilschwanzkrebsen

Pfeilschwanzkrebse („horseshoe crab") bevölkern die Erde seit rund 250 Millionen Jahren und werden zu den lebenden Fossilien gezählt. Endotoxin (Lipopolysaccharide, LPS) wurde in Zyanobakterien nachgewiesen, die bereits vor mehr als 2 Milliarden Jahren entstanden [79, 84], ubiquitär vorkommen und prinzipiell alle Organismen gefährden, in die sie durch Verletzung eindringen können. Jede Verletzung des Exoskeletts des Pfeilschwanzkrebses bedeutet daher seit Millionen von Jahren, dass sein Überleben unmittelbar bedroht ist, da nicht nur Körperflüssigkeit nach außen gelangen kann, sondern auch omnipräsente und potentiell gefährliche Organismen in den Körper eindringen können [79]. Als Antwort auf diese Bedrohung hat der bisher am besten untersuchte japanische Pfeilschwanzkrebs *Tachypleus tridenatus* ein schnelles und effektives Abwehrsystem entwickelt, dem er möglicherweise seinen entwicklungsgeschichtlichen Erfolg verdankt [11, 46–50, 67–71, 79, 94]. Das Abwehrsystem der Pfeilschwanzkrebse befindet sich in der Hämolymphe eingeschlossen in granulären Hämozyten (Amöbozyten), die ca. 99% aller Hämozyten stellen. In den granulären Hämozyten befinden sich zwei verschiedene Formen sekretorischer Granula, die als L- („large") und S- („small") Granula bezeichnet werden [46–49]. Diese Granula speichern selektiv Abwehrmoleküle wie Gerinnungsfaktoren, Proteaseinhibitoren, Lektine und antimikrobielle Substanzen (Abb. 1.1 [46–49, 67, 70, 94]). Dadurch können die Hämozyten gleichermaßen die Aufgabe von Plättchen und phagozytierenden Zellen übernehmen [79].

Das Signal, das die zelluläre Abwehr des Pfeilschwanzkrebses auslöst, ist LPS [61]. Nach Stimulation erfolgt Aktivierung und Degranulation der Hämozyten am Ort der Verletzung. L-Granula setzen die Serinproteasezymogenfaktoren C, B und G, das Proclotting-Enzym und das Protein Koagulogen frei (Abb. 1.2 [46–49, 67–72]). Dabei wird die Kaskade von den Gerinnungsfaktoren C [69] und G [89], die hoch empfindliche Biosensoren für LPS bzw. (1,3)-β-Glykane darstellen, initiiert. In der Gegenwart von LPS wird Faktor C autokatalytisch in seine aktive Form umgewandelt. Der aktive Faktor C katalysiert in Folge die Aktivierung von Faktor B, der seinerseits das Proclotting-Enzym zum Clotting-Enzym prozessiert. In Gegenwart von (1,3)-β-D-Glykanen, einem Hauptbestandteil der Zellwand von Pilzen, wird die Gerinnungskaskade über den Gerinnungsfaktor Faktor G initiiert, der direkt die Prozessierung des Proclotting-Enzyms auslöst [47, 67, 89]. Das Proclotting-Enzym ist eine Trypsin-ähnliche Serinprotease, die Koagulogen in einer begrenzten Proteolyse zum unlöslichen

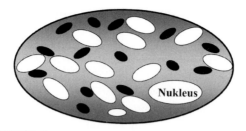
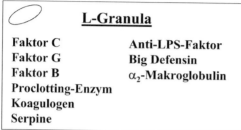

Abb. 1.1. Das Abwehrsystem des Pfeilschwanzkrebses befindet sich in der Hämolymphe eingeschlossen in granulären Hämozyten. Die Hämozyten enthalten zwei verschiedene Formen sekretorischer Granula, die verschiedene Abwehrmoleküle speichern. Modifiziert nach [47]

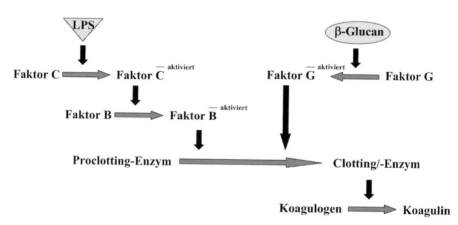

Abb. 1.2. Die Hämolymphe-Clotting-Kaskade der Pfeilschwanzkrebse. Modifiziert nach [47]

Koagulin umsetzt [86]. Diese Reaktion ist so sensitiv und schnell, dass sie im Limulus-Amöbozyten-Lysat-Test (benannt nach dem amerikanischen Pfeilschwanzkrebs *Limulus polyphemus*) zur Detektion von Endotoxin in biologischen Flüssigkeiten verwendet wird [76]. Koagulin bildet durch eine nichtkovalente Selbstpolymerisierung ein dichtes gelartiges Gerinnsel, das weicher ist als das Fibringerinnsel der Vertebraten und die Verletzung innerhalb von 90 Sekunden mechanisch verschließt [53, 74]. Dadurch wird ein weiteres Eindringen von schädigenden Substanzen verhindert [48]. Gleichzeitig schirmt das Gerinnsel die verletzten Bereiche vom restlichen offenen Blutgefäßsystem ab und verhindert damit ein Ausbreiten der Infektion [79]. Das unlösliche Koagulingel wirkt zudem antimikrobiell, indem es eingedrungene Mikroorganismen immobilisiert. Immobilisierte Mikroorganismen werden nachfolgend durch Tachyplesin, Tachycitin, Tachistatin und „big defensin", die im Rahmen der Abwehrreaktion aus den S-Granula freigesetzt werden, abgetötet [11, 46–49, 67–71, 75, 87, 88]. Zusätzlich wirken die im Hämolymphplasma enthaltenen C-reaktiven Proteine [47, 85] und α_2-Makroglobuline [47] zytolytisch auf eindringende Zellen. Der ebenfalls freigesetzte anti-LPS-Faktor erkennt und neutralisiert bakterielles Endotoxin [32, 70, 75, 87, 94]. Diese gegen gramnegative Bakterien gerichteten antibakteriellen Eigenschaften sind eine frühe Form der Immunantwort [61, 76, 79]. Die Gerinnung des Pfeilschwanzkrebses kann daher als ein frühes System der Nichtselbsterkennung interpretiert werden (Abb. 1.3).

Der deutlichste Unterschied zwischen den Gerinnungssystemen von Pfeilschwanzkrebsen und Säugern besteht darin, dass die Gerinnungsfaktoren von *Tachypleus tridenatus* in zirkulierenden Hämozyten lokalisiert sind, während die Gerinnungsfaktoren der Säuger im Blutplasma vorliegen. Darüber hinaus besitzen die Hämolymphe-Clotting-Kaskade des Pfeilschwanzkrebses und die Gerinnungskaskade der Säuger jedoch zahlreiche Ähnlichkeiten [46, 47]. Die Grundlage bilden Proteasezymogenfaktoren und ein gerinnungsfähiges Protein. Die Zymogenfaktoren C, B und das Proclotting-Enzym der Pfeilschwanzkrebse [46–49, 67–71] besitzen wie die Gerinnungsfaktoren der Säuger alle eine C-terminale Serinproteasedomäne. Die N-Termini weisen jedoch im Gegensatz zu den Säugern noch große strukturelle Unterschiede auf [46, 47]. Auffällig dabei ist besonders der Initiator der Gerinnungskaskade, Clotting-Faktor C.

Clotting-Faktor C ist ein 123 kD großes Protein, das aus einer leichten („L-chain") und einer schweren Kette („H-chain") besteht [47, 69]. In Gegenwart von LPS wird er durch Schneiden der leichten Kette aktiviert. Faktor C besitzt 5 repetitive, als „Sushi-Domänen" oder „Control-complement [CCP]-Domänen" bezeichnete Bereiche, die auch in vielen Proteinen des humanen Komplementsystems gefunden werden [47, 69]. Faktor C stellt damit das erste Invertebratenprotein dar, das eine komplementähnliche Struktur aufweist [47, 69]. Zudem wird in der schweren Kette von Protein C eine „epidermal growth factor"-ähnliche Domäne („EGF-like domain") gefunden [47, 69]. Zahlreiche Gerin-

Abb. 1.3. Die Infektionsabwehr der Pfeilschwanzkrebse. Durch Aktivierung der Gerinnungskaskade und gleichzeitige Freisetzung antimikrobieller Substanzen können eindringende Organismen immobilisiert und abgetötet werden. Modifiziert nach [48]

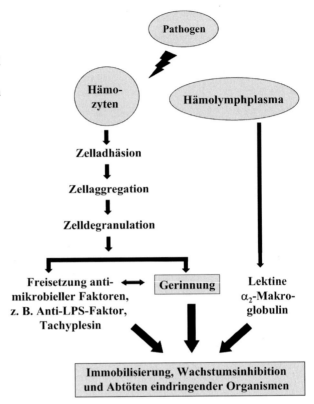

nungsfaktoren, Komplementfaktoren und Rezeptoren wie der LDL-Rezeptor des Menschen besitzen ebenfalls EGF-ähnliche Domänen. Zudem verfügt Faktor C über eine lektinähnliche Domäne. Da auch das „endothelial leukocyte adhesion molecule" (ELAM), der „lymphnode homing receptor", GMP 140 und Thrombomodulin der Säuger EGF-ähnliche Domänen, „Sushi-Domänen" und lektinähnliche Domänen besitzen, weist dies auf eine enge evolutionäre Verbindung von Komplementsystem, Hämostase und Abwehrmechanismen hin [47, 69, 92, 98]. Dies wird dadurch unterstrichen, dass sich in den aminoterminalen Bereichen der L-Ketten von Faktor B und Proclotting-Enzymen kleine kompakte Domänen mit drei Disulfidbrücken befinden, die als „disulfid knotted domain" oder als Clip-Domäne bezeichnet werden [47, 69]. Diese Struktur wird auch in „big defensin", einem antimikrobiell wirkenden Protein der Pfeilschwanzkrebse, beschrieben [88]. Da die Clip-Domäne des Proclotting-Enzyms in einem Bereich liegt, der besonders leicht proteolytisch gespalten werden kann [68], wird spekuliert, dass die Clip-Domäne während der Aktivierung des

Zymogens freigesetzt wird und antimikrobiell wirken könnte [67]. Dadurch könnte die Gerinnungskaskade der Pfeilschwanzkrebse selbst nach Aktivierung invadierende Mikroorganismen töten.

Das Proclotting-Enzym von *Tachypleus tridenatus* ist ein 54 kD großes Protein, das zur Familie der Serinproteasezymogene gezählt wird [46–49, 68, 86]. Faktor-B-vermittelte Aktivierung wandelt das Proclotting-Enzym in das aktive, aus einer L- und einer H-Kette bestehende Clotting-Enzym um [71]. In der Folge spaltet das Clotting-Enzym zwei Bindungen im Koagulogen und löst dadurch die Bildung des Koagulin-Clots aus [73]. Da es den letzten Schritt der Clot-Bildung katalysiert, kann das Proclotting-/Clotting-Enzym als funktionelles Ebenbild des Prothrombin-/α-Thrombin-Systems der Säuger verstanden werden. So weist die H-Kette die typische Struktur der Serinproteasen auf, und die Position von vier Disulfidbrücken in der H-Kette entspricht denen in Faktor IX und Prothrombin der Säuger. Allerdings gleicht die Substratspezifität der des Faktors Xa der Säugetiere. So konnte gezeigt werden, dass das Proclotting-/Clotting-Enzym geeignet ist, Rinderprothrombin zu α-Thrombin umzusetzen [73].

Koagulogen wird als funktionelles Homolog zu Fibrinogen betrachtet [47], liegt aber nicht wie Fibrinogen im Plasma vor, sondern befindet sich in den L-Granula der Hämozyten [67, 74]. Beide Proteine unterscheiden sich jedoch erheblich in Molekulargewicht und Aminosäurezusammensetzung [53] und kristallographische Untersuchungen haben nachgewiesen, dass Koagulogen ein Strukturhomolog des „nerve growth factor" NGF ist [10, 11]. Pfeilschwanzkrebse besitzen zudem Moleküle im Hämolymphplasma, die zu Fibrinogen strukturhomolog sind. Diese als Tachylektine 5A and 5B (TL-5A und TL-5B) bezeichneten Proteine sind jedoch „Nicht-Selbst"-erkennende Lektine. Die Vorläufermoleküle von Fibrinogen könnten daher möglicherweise „Nicht-Selbst"-erkennende Proteine gewesen sein [29].

Bisher wurden drei verschiedene Serinproteaseninhibitoren (Serpine) aus den Hämozyten von *Tachypleus tridenatus* isoliert, die als „Limulus intracellular coagulation inhibitors" (LICI-1, LICI-2, LICI-3) bezeichnet werden [47, 65]. Die LICI bilden – vergleichbar der Wirkweise der Serpine der Säuger – stabile Komplexe mit den zu inhibierenden Serinproteasen und verhindern dadurch die Diffusion aktivierter Gerinnungsfaktoren und die ungerichtete Gerinnselbildung. Im Gegensatz zu den Plasmaserpinen der Säuger sind LICI in den L-Granula der Hämozyten gespeichert, aus denen sie nach Aktivierung der Zellen exozytiert werden. Da alle Serinproteasezymogene von *Tachypleus tridenatus* und deren spezifische Inhibitoren in denselben Granula kolokalisiert sind, wird eine effektive Regulation lokaler Gerinnungsaktivität gewährleistet [65]. Serpine stellen eine sehr alte Proteinfamilie, die sich vor mehr als 500 Millionen Jahren von einem Archeserpin ausgehend entwickelt hat [19]. So besitzt bereits der Nematoden *Caenorhabdidis elegans* sieben verschiedene Serpine, deren Funktionen jedoch noch nicht aufgeklärt sind [100]. Andere Nematoden wie der Hakenwurm *Ancylostoma caninum* exprimieren Polypeptide, die als „small serine proteinase inhibitors" oder Smarpins bezeichnet werden. Sie vermitteln die antikoagulanten Eigenschaften dieser blutsaugenden Parasiten durch Inhibition des Faktor-VIIa-Tissue-Faktor-Komplexes [100]. Die LICI der Pfeilschwanzkrebse sind phylogenetisch von den Plasmaserpinen der Säuger weit entfernt, zeigen aber strukturelle und funktionelle Ähnlichkeit zu intrazellulären Serpinen wie z.B. dem plazentaren Thrombininhibitor, dem „leukocyte neutral protease inhibitor" oder Maspin [65]. Diese Ähnlichkeit stellt sie in eine engere Verwandtschaft zu den Serpinen der Säuger als zu den Serpinen der Insekten [65].

Infektabwehr bei Drosophila

Wie bei allen Arthropoden ist auch die Körperhöhle von Drosophila mit Hämolymphe gefüllt, in der Hämozyten flotieren. Der vorherrschende Hämozytentyp der Drosophilalarve sind Plasmatozyten, die sich zu hoch aktiven Makrophagen entwickeln können, die apoptotische Zellen, Zelldebris und Mikroorganismen phagozytieren und an das Monozyten-/Makrophagensystem der Säugetiere erinnern [35, 36]. In späteren Entwicklungsphasen erscheinen flache Lamellozyten in der Hämolymphe, die adhäsive Eigenschaften besitzen und vielschichtige Kapseln um eindringende Mikroorganismen bilden können [35, 36]. Ein geringer Teil der Hämozyten trägt zudem Einschlussverbindungen, in denen sich Substrate [35, 36] befinden. Sie werden als Kristallzellen bezeichnet.

Wie beim Pfeilschwanzkrebs wird auch die innate Immunität von Drosophila durch verschiedene Mechanismen vermittelt [38–42]. Zum einen wird an Orten der Verletzung oder innerhalb der Körperhöhle, in die Bakterien und Parasiten eingedrungen sind, die Blutgerinnung aktiviert. Darüber hinaus werden eingedrungene Mikroorganismen durch Plasmatozytenmakrophagen und Lamellozyten phagozytiert oder eingekapselt. Letztlich werden in den Fettkörpern von Drosophila, die das funktionelle Äquivalent zur Leber der Säugetiere darstellen, zahlreiche antimikrobielle Peptide synthetisiert.

Die Gerinnung wird bei Insekten und Krebstieren jedoch nicht durch Aktivierung der Hämolymphe-Clotting-Kaskade, sondern durch die Aktivierung des Prophenoloxidasesystems [27, 72, 91] ausgelöst. Das Prophenoloxidasystem gilt wie die Hämolymphe-Clotting-Kaskade als eine Frühform der „Nicht-Selbst"-Erkennung zur Eliminierung eindringender Organismen. Mikromolare Mengen von LPS, Peptidoglykanen und 1,3-β-Glykanen reichen aus, um Prophenoloxidase in das aktive Enzym Phenoloxidase umzuwandeln [27, 72, 91]. Phenoloxidase weist Homologien zum Clotting-Faktor B von *Tachypleus tridenatus* auf und vermittelt die Gerinnungs- und Melanisierungsreaktion, die dem Wundverschluss und dem Einkapseln eingedrungener Organismen dient [27, 72, 91]. Über die dabei beteiligten proteolytischen Kaskaden ist jedoch bisher nur sehr wenig bekannt [35].

Interessanterweise gibt es aber bei Drosophila Proteine, die große Homologien mit den Proteinen der Gerinnungskaskade der Pfeilschwanzkrebse aufweisen, aber nicht der Gerinnung dienen. So werden in den Drosophilaproteinen „snake" und „easter" Clip-Domänen gefunden, die den Clip-Domänen in Faktor B und im Proclotting-Enzym von *Tachypleus tridenatus* vergleichbar sind. Beide Proteine sind Serinproteasen, die an der dorsoventralen Musterbildung während der frühen Embryogenese von Drosophila beteiligt und für die normale Entwicklung der Fruchtfliege unerlässlich sind [46-49, 57, 67]. Das Zielprotein der Snake- und Easterproteasen im Drosophilaembryo ist „Spaetzle", das große Homologien zum Koagulogen aufweist [10, 11]. Da Spaetzle nicht nur in der Embryonalentwicklung eine Rolle spielt, sondern auch für die Induktion des fungiziden Peptids Drosomycin benötigt wird (s. unten), wird spekuliert, das Proteasekaskaden, die denen der Hämolymphe-Clotting-Kaskade des Pfeilschwanzkrebses ähnlich sind, auch bei der Infektabwehr bei Drosophila eine entscheidende Rolle spielen könnten.

Bei Drosophila wurden bisher sieben antimikrobiell wirkende Peptide beschrieben: das fungizid wirkende Drosomycin, die gegen gramnegative Bakterien gerichteten Peptide Cecropin, Drosicin, Diptericin und Attacin sowie die gegen grampositive Bakterien wirksamen Substanzen Defensin und Metchikowin [38-42, 57, 58]. Die Gene, die diese Peptide kodieren, werden nach Verletzung und Infektion schnell induziert und im Anschluss für 1-3 Tage exprimiert [57, 58]. Je nach Art der Infektion unterscheidet sich das Induktionsmuster. So bedingen Pilzinfektionen eine stark erhöhte Expression von Drosomycin, verursachen aber nur eine mäßige Induktion des Diptericingens [42]. Umgekehrt führt eine Infektion mit E. coli zu einer starken Expression der Peptide, die gegen gramnegative Bakterien gerichtet sind, während die Expression z.B. von Drosomycin kaum beeinflusst wird [42].

Die Sequenzierung der Gene, die für die antimikrobiell wirkenden Peptide kodieren, zeigt, dass die Promotorregion Elemente aufweist, die der Bindungsstelle für den Transkriptionsfaktor NF-κB in Eukaryonten entsprechen. Der NF-κB-Familie der Eukaryonten werden derzeit 5 Untereinheiten (p105/p50, p100/p52, p65 [RelA], RelB, c-Rel) zugeordnet, die als Homo- und Heterodimere an dekamere DNA-Erkennungssequenzen binden können [5–8, 14, 28, 99]. In unstimulierten Zellen liegt NF-κB gebunden an inhibitorische Proteine der IκB-Familie, bestehend aus IκBα, IκB-β, IκB-ε, IκBγ und Bcl-3, im Zytoplasma vor [5–8, 14, 28]. Extrazelluläre Signale, die Stress, Infektion und Verletzung anzeigen, verursachen die Induktion von IκB-Kinasen [5–8, 14, 28]. Die nachfolgende Phosphorylierung von IκBα und dessen proteasomvermittelte Degradation bedingt die Freisetzung von NF-κB [5–8, 14, 28]. Freigesetztes NF-κB transloziert vom Zytoplasma in den Zellkern, bindet dort an NF-κB-spezifische DNA-Erkennungssequenzen in den Promotoren NF-κB regulierter Zielgene und aktiviert so die Expression von Zytokinen, Adhäsionsmolekülen, Akute-Phase-Proteinen und Gerinnungsfaktoren [5–8, 14, 28]. In vielen Fällen erfolgt die Induktion dieser Gene direkt nach Bindung von aktivierten NF-κB-Komplexen an die DNA-Erkennungssequenz. Darüber hinaus besitzen viele Gene zusätzliche Bindungsstellen für andere Transkriptionsfaktoren wie AP-1, SP-1, C/EBP und STAT-1, sodass die Genexpression durch das Zusammenwirken verschiedener Transkriptionsfaktoren moduliert werden kann.

Eine erste Homologie zu NF-κB-Proteinen wurde für das Drosophilamorphogen „dorsal" beschrieben, das die Polarität der Drosophilaentwicklung in der Embryogenese vorgibt, indem es Gene auf der einen Seite von Drosophila aktiviert und gleichzeitig auf der anderen Seite reprimiert (Abb. 1.4 [28, 30, 31]). Mit Hinblick auf die Infektionsabwehr besonders interessant war die Identifizierung eines weiteren NF-κB-Proteins, das als „dif" bezeichnet wird [28, 31, 45, 99]. Dif stellt das Drosophilahomolog zur induzierbaren Form von NF-κB dar und wird ausschließlich nach Infektion aktiviert [28, 45, 99]. Die Dif-Aktivierung kann daher als ein Teil der frühen innaten Immunabwehr verstanden werden, die bereits durch NF-κB reguliert wird [28, 99]. Dif ist in den Fettkörpern von Drosophila lokalisiert, die als Vorläufer der Leber der Vertebraten betrachtet werden [28, 38, 99]. Da die Leber nach Infektion das zentrale Organ für die Synthese von Akute-Phase-Proteinen darstellt [9] und zahlreiche Akute-Phase-Proteine durch NF-κB reguliert werden, stellt die NF-κB-regulierte Immunabwehr ein evolutionär altes Prinzip dar, das sich bis zu den Säugern erhalten hat [28, 99]. Ein weiteres Protein der NF-κB-Familie, das in jüngster Zeit in Drosophila identifiziert wurde, ist „relish", das das Homolog zur NF-κB-Untereinheit p50/p105 der Säuger zu sein scheint. Auch Relish wird als Antwort auf bakterielle Infektion induziert, seine Funktion und Regulation in Drosophila sind bisher jedoch noch weitgehend unbekannt [22, 28, 33, 38–42, 99].

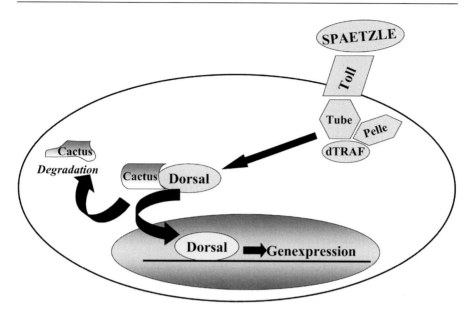

Abb. 1.4. Aktivierung des NF-κB-Homologs Dorsal in Drosophila. Nach Bindung von Spaetzle an den Rezeptor Toll assoziiert die intrazelluläre Domäne von Toll mit dem Adaptorprotein Tube. Dadurch wird die Serinthreoninkinase Pelle aktiviert, die mit dTRAF („TNF-Rezeptor-assoziierter Faktor") assoziiert und die Degradation des zytoplasmatischen Inhibitors Kaktus auslöst. Dies ermöglicht die Translokation von Dorsal in den Zellkern und nachfolgend dorsalabhängige Genexpression

Das Signal, das Dorsal und Dif in Drosophila aktiviert, wird durch Bindung von Spaetzle an den Transmembranrezeptor „toll" vermittelt (s. Abb. 1.4 [3, 28, 39–42, 57]). Die Toll-Rezeptorfamilie ist durch eine extrazelluläre Domäne mit einem leucinreichen „repeat" (LRR) und eine intrazelluläre Domäne, die eine hohe Homologie mit dem Interleukin-1-Rezeptor der Säuger aufweist, gekennzeichnet. Entsprechend wird diese Region mittlerweile als Toll-/IL-R1-Homologiedomäne TIR bezeichnet. Während der Embryonalentwicklung wird Spaetzle als inaktives Vorläufermolekül synthetisiert, das durch die perivitelline Flüssigkeit des Embryos diffundiert [40]. Während der dorsoventralen Musterbildung im Drosophilaembryo wird Spaetzle durch eine proteolytische Kaskade, die von den drei Zymogenen „gastrulation defective", Snake und Easter gebildet wird, an der ventralen Seite des Embryos prozessiert und in seine aktive Form umgewandelt [40]. Der 106 Aminosäuren umfassende carboxyterminale Anteil von Spaetzle bindet an den Rezeptor Toll, an dessen intrazelluläre Domäne daraufhin das Adaptorprotein „tube" bindet. Dadurch wird die Serinthreoninkinase „pelle" aktiviert, die die Degradation des zytoplasmatischen Inhibitors „Kaktus" auslöst, der normalerweise Dorsal im Zytoplasma zurückhält. Dies ermöglicht die Translokation von Dorsal in den Zellkern und nachfolgend eine Dorsal-abhängige Genexpression. Die enge Verwandtschaft der NF-κB-Signaltransduktion bei Drosophila und bei Säugern wird dabei nicht nur durch die Ähnlichkeit der Aktivierungskaskade unterstrichen, sondern auch dadurch, dass ein NF-κB-Enhancer der Maus in der Lage ist, in transgenen Fliegen die Expression des dorsalregulierten Gens Rhomboid auszulösen [30].

Welche Faktoren Spaetzle im Rahmen der Immunantwort aktivieren, ist bisher jedoch noch nicht bekannt. Einen indirekten Hinweis auf die Beteiligung von Proteasekaskaden liefert eine Mutation im Serinproteaseinhibitor Spn43AC, die nicht nur den Funktionsverlust des Inhibitors, sondern auch eine konstitutive, durch Spaetzle/Toll vermittelte Induktion von Dif und Drosomycin zur Folge hat [40, 41, 59]. Daher wird derzeit angenommen, dass Spaetzle durch Serinproteasezymogene der Hämolymphe aktiviert werden kann. Konzeptionell würde damit die Induktion der Immunantwort durch eine Serinprotease-vermittelte Aktivierung von Spaetzle der Infektabwehr durch die Hämolymphe-Clotting-Kaskade der Pfeilschwanzkrebse entsprechen. Da Spaetzle zudem einige Strukturhomologien zum „nerve growth factor" (NGF), zum „tumor necrosis factor β" (TNFβ) und zum „platelet derived groth factor" (PDGF) aufweist [10, 11], wird auch spekuliert, dass Spaetzle als ein zytokinähnliches Molekül verstanden werden muss, das ein im Rahmen der Infektabwehr auftretendes Signal auf einen Rezeptor überträgt [35, 36].

Neben Spaetzle/Toll können auch andere Signaltransduktionswege die Expression von antimikrobiellen Peptiden auslösen. Während die Expression von Drosomycin ausschließlich über den Toll-Weg vermittelt wird, wird die Expression von Diptericin und Drosocin durch *imd-* („immune deficiency") und *ird-* („immune response deficient")-Genprodukte ausgelöst. Durch welche Signalkaskaden *imd* und *ird* die Expression von Diptericin und Drosocin vermitteln, ist bis heute noch nicht bekannt. Da aber die Expression beider Peptide in Relishmutanten stark vermindert ist, wird angenommen, dass *imd* und *ird* die NF-κB-Untereinheit Relish aktivieren [33, 38–42]. Die Expression der Peptide Defensin, Cerocropin und Attacin steht dagegen unter der Kontrolle von Toll und *imd/ird* [39, 58]. Möglicherweise existieren darüber hinaus aber noch andere Signaltransduktionskaskaden, die gemeinsam mit den NF-κB-Homologen Dorsal, Dif und Relish die Infektabwehr regulieren (Abb. 1.5 [57, 58]).

Drosophila antwortet aber nicht nur durch die differentielle Expression verschiedener Peptide auf unterschiedliche Pathogene, sondern die Spezifität der Immunantwort wird auch dadurch erhöht, dass verschiedene Toll- und Toll-ähnliche Rezeptoren exprimiert werden, die unterschiedliche Stimuli erkennen

Abb. 1.5. Die Infektionsabwehr von Drosophila. Die Aktivierung von Transkriptionsfaktoren der NF-κB-Familie, die damit verbundene differentielle Expression fungizid und bakterizid wirkender Peptide und die gleichzeitige Aktivierung von Gerinnung, Melanisierung und Phagozytose ermöglichen es, eindringende Organismen zu immobilisieren und abzutöten

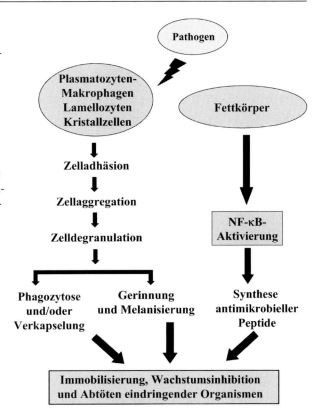

und darauf reagieren können. So wurden mittlerweile neun verschiedene Mitglieder der Toll-Rezeptorfamilie in Drosophila identifiziert, die nach Infektion möglicherweise differentiell aktiviert werden können [3, 28, 38–42, 99]. Es konnte bereits nachgewiesen werden, dass Toll-Aktivierung meist nach Pilzinfektionen beobachtet wird, während die Aktivierung des Toll-ähnlichen Rezeptors „18-wheeler" als Antwort auf bakterielle Pathogene erfolgt [3, 28, 99]. Wenn aber verschiedene Mitglieder der Toll-Familie in der Lage sind, bestimmte Pathogene spezifisch zu erkennen, sollte die innate Immunität nicht länger als ein unspezifisches primitives Abwehrsystem betrachtet werden [99].

Innate Immunität bei Säugern

Obgleich die angeborene Immunantwort ein phylogenetisch alter Abwehrmechanismus ist, stellt sie daher keine redundante Form der Infektabwehr beim Menschen dar. Neue Untersuchungen machen deutlich, dass die innate Immunität nicht nur eine erste Verteidigungslinie in der mikrobiellen Infektabwehr bietet, sondern auch einen maßgeblichen Einfluss auf die Schaffung erworbener Immunität hat [13, 25, 36, 96, 99]. Eindringende Mikroorganismen werden zunächst von phagozytierenden Zellen, antigenpräsentierenden Zellen sowie Epithel- und Endothelzellen erkannt. Dies erfolgt beim Menschen wie bei Invertebraten durch die Erkennung gleicher Muster mit Hilfe von „pattern recognition receptors" (PRR), die bestimmte Strukturen erkennen und binden [13, 79, 96]. Zu diesen Rezeptoren gehören CD14, die β_2-Integrine CD11/CD18, C-Typ-Lektine, Makrophagen-Scavenger-Rezeptoren und Komponenten des Komplementsystems [13, 17, 36, 41, 63, 96]. Zu den erkannten, als „pathogen-associated molecular patterns" (PAMP) bezeichneten Strukturen gehören wie bei den phylogenetischen Frühformen LPS und Peptidoglykane. Die Erkennung von PAMP induziert intrazelluläre Signalkaskaden, die die Überexpression von Effektormolekülen auslösen [63]. Dazu gehören reaktive Sauerstoff- und Stickstoffverbindungen, die zusammen mit antimikrobiell wirkenden Peptiden einen unmittelbaren Schutz gewährleisten [99]. Zusätzlich werden Zytokine, Chemokine, Adhäsionsmoleküle und Akute-Phase-Proteine aktiviert, die gleichermaßen Entzündungsreaktion und damit eine frühe Infektabwehr bedingen und zusätzlich auch an der Aktivierung der erworbenen Immunabwehr beteiligt sind [99]. Außerdem werden kostimulierende Moleküle wie B7.1 und B7.2 exprimiert, die CD28 auf T-Zellen binden und ein weiteres Signal für die T-Zell-Aktivierung geben [99]. Dadurch werden innate und adaptive Immunantwort so effektiv miteinander verbunden, dass es nicht überrascht, wenn Erkennung, Signaltransduktion und Effektormoleküle evolutionär hochkonserviert sind.

Erkennung von LPS ist ein entscheidender Faktor bei der innaten Immunabwehr. Die Erkennung mikrobiologischer Produkte wie LPS, Peptidoglykanen, bakteriellen Lipoproteinen, Lipoarabinomannanen der Mykobakterien und Mannanen der Hefe wird sowohl durch membranständige als auch durch lösliche Form von CD14 vermittelt [43]. Obwohl bekannt war, dass ein „LPS-binding protein" (LBP) als „shuttle" arbeitet und die mikrobiellen Produkte auf CD14 transferiert, blieb lange ungeklärt, wie in der Folge ein Signal in die Zelle übertragen werden könnte [14, 43]. Membranständiges CD14 ist ein Glycosylphosphatidyl-Inositol-verankertes Protein, das keine intrazelluläre Domäne besitzt, sodass ein zweites Molekül postuliert wurde, dass die Signalfunktion übernehmen könnte. Auf der Suche nach einem Korezeptor wurde ein Protein beschrieben, dass Homologien zum Rezeptor Toll von Drosophila aufweist. Der mittlerweile als „toll-like-receptor 4" bezeichnete Rezeptor TLR 4 wurde daraufhin als notwendige Komponente der Signaltransduktion durch LPS identifiziert. So tragen LPS-hyposensitive Mäuse eine Missense-Mutation in der zytoplasmatischen Region von TLR 4, durch die die Signaltransduktion in die Zelle gestört ist [82, 83]. Zudem reagieren auch TLR-4-Knockout-Mäuse hyposensitiv auf LPS-Infektion [37].

Als Reaktion auf die erste Beschreibung eines menschlichen Toll-Homologs und seine Beteiligung an der Immunabwehr wurden innerhalb kurzer Zeit zahlreiche weitere TLR identifiziert. Mittlerweile besteht die Familie der „toll-like receptors" aus 10 verschiedenen TLR (TLR 1–TLR 10), die an der Erkennung verschiedener Pathogenmuster wie LPS, Lipoteichonsäure (LTA), Peptidoglykanen und bakteriellen und mykobakteriellen Lipoproteinen beteiligt sind [2–4, 13, 28, 41, 52, 62, 66, 96, 99]. Dabei zeigen verschiedene TLR unterschiedliche Affinitäten zu unterschiedlichen pathogenen Strukturen. Während TLR 2 neben Peptidoglykanen und Lipoproteinen die Lipoarabinomannane der Mykobakterien [93, 99] erkennt, wird TLR 4 in erster Linie durch LPS und LTA aktiviert [92, 100]. Außerdem können Fibronektinfragmente, die nach Gewebeverletzungen freigesetzt werden, die TLR-4-vermittelte Zellantwort induzieren [52]. Bakterielle DNA kann ebenfalls immunstimulierend wirken, da das unmethylierte Cytidin-Phosphat-Guanosin-(CpG)-Motiv in der methylierten DNA der Eukaryonten unterrepräsentiert ist. Die Zytokinfreisetzung als Antwort auf CpG wird durch TLR 9 vermittelt [34]. Entsprechend sind TLR-9-defiziente Mäuse sensitiv für LPS, reagieren aber nicht mehr auf CpG-DNA [34]. Da TLR heterodimerisieren können, wird die Anzahl an molekularen Mustern, die durch TLR erkannt werden können, noch erhöht. So erkennt TLR 2 bakterielle Lipoproteine, kooperiert aber bei der Erkennung und Bindung von Peptidoglykanen und phenollöslichem Modulin (PSM), einem entzündungsfördernden Agens von *Staphylococcus epidermidis*, mit TLR 6. In Gegenwart von TLR-1 wird die Antwort gegen PSM gehemmt, da TLR 1 mit TLR 6 um die Heterodimerisierung mit TLR 2 kompetitiert. Übereinstimmend konnte gezeigt werden, dass TLR 1 und TLR 2 gemeinsam einen löslichen Faktor von *Neisseria meningitidis* erkennen. Daher wird spekuliert, dass das gegenseitige Verhältnis von verschiedenen TLR, die in einer Zelle exprimiert werden, entscheidend die Antwort auf eine mikrobielle Infektion moduliert [52].

Dies macht deutlich, dass die TLR der Säuger ebenso wie die Toll-Rezeptoren von Drosophila unterschiedliche Klassen von Pathogenen erkennen können [2–4, 13, 42, 96, 99]. Im Unterschied zu Drosophila erfolgt die Erkennung aber durch den direkten Kontakt mit den mikrobiellen Produkten, während nach bakterieller Infektion von Drosophila der endogene Toll-Ligand Spaetzle durch eine noch nicht identifizierte Protease zunächst prozessiert wird, bevor er an

Toll binden kann [99]. Die Suche nach einem Spaetzle-Homolog in Säugern verlief bisher erfolglos. Allerdings zeigen neue Untersuchungen, dass die Heatshock-Proteine HSP60 und HSP70 mit TLR 4/CD14 interagieren und durch Bindung Zytokinsynthese induzieren können [99]. Möglicherweise stellen damit Heatshock-Proteine, die z. B. von nekrotischen Zellen freigesetzt werden, eine neue Klasse endogener TLR-Liganden dar.

Die TLR der Säuger sind Transmembranrezeptoren, die ebenso wie Toll und der IL-1-Rezeptor durch ein zytoplasmatisches TIR-Motiv gekennzeichnet sind [62]. Dies ermöglicht den verschiedenen Rezeptoren, vergleichbare intrazelluläre Signalkaskaden zu aktivieren, obwohl sie sich in ihrer extrazellulären Domäne unterscheiden [62]. Übereinstimmend mit der Rolle von Toll bei der Pathogenerkennung in Drosophila werden die TLR der Säuger auf strategisch wichtigen Zellen wie Monozyten, Makrophagen, Lymphozyten, Epithelzellen des Intestinaltraktes und Endothelzellen exprimiert, die nach Infektion als Erstes mit invadierenden Mikroorganismen konfrontiert werden [62]. Wie bei Drosophila führt die Aktivierung der TLR zur Aktivierung des Transkriptionsfaktors NF-κB. TLR-vermittelte Signaltransduktion erfolgt dabei im Allgemeinen über das Adaptormolekül MyD88, das als funktionelles, nicht aber strukturelles Homolog zu Tube von Drosophila verstanden werden kann [3–5, 13, 28, 36, 38–42, 52, 54, 62, 63, 99]. Dabei assoziiert die TIR-Domäne der TLR über homophile Wechselwirkungen mit der TIR-Domäne von MyD88. MyD88 assoziiert seinerseits mit der Serinthreoninkinase IRAK („IL-1R-associated kinase") durch Interaktion von Death-Domänen, die in beiden Molekülen vorliegen. IRAK wird in der Folge autophosphoryliert, dissoziiert vom Rezeptor und rekrutiert den Faktor TRAF-6 („TNF-Rezeptor-assoziierter Faktor"). TRAF 6 aktiviert durch einen bisher noch unverstandenen Mechanismus „downstream" gelegene Kinasen. Dazu zählen die NF-κB-induzierende Kinase NIK und der IκB-Kinasekomplex IKK. IKK phosphoryliert den NF-κB-spezifischen zytoplasmatischen Inhibitor IκB, der daraufhin ubiquitiniert und degradiert wird. Dadurch kann NF-κB in den Zellkern translozieren und die Expression von NF-κB-regulierten Genen induzieren, die im Rahmen der innaten Immunantwort benötigt werden (Abb. 1.6 [2–8, 13, 14, 28, 36, 38–42, 52, 54, 62, 63, 99]). Dazu zählen Zytokine und Wachstumsfaktoren (TNFα, TNFβ, Interleukin-1, -2, -6, -8, G-CSF, GM-CSF, IFN-β), Adhäsionsmoleküle (VCAM-1, ICAM-1, ELAM-1), Akute-Phase-Proteine (Angiotensinogen, Serumamyloidprotein, C3-Komplement, Komplementfaktor B), phylogenetisch alte antimikrobiell wirkende Peptide wie β-Defensine und der zentrale Mediator der extrinsischen Gerinnung, der „tissue factor" (Abb. 1.7 [2–8, 14, 16, 28, 36, 38–42, 51, 52, 54, 62, 63, 99]. Daneben reguliert NF-κB die Ex-

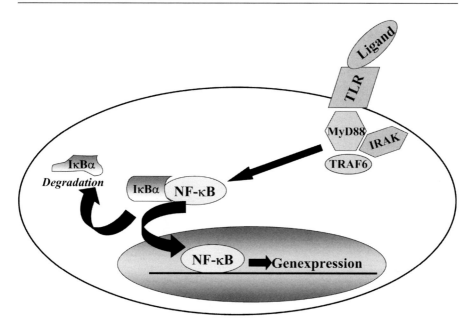

Abb. 1.6. Toll-like-Rezeptor (TLR)-vermittelte NF-κB-Aktivierung in Säugern: Nach Bindung von Liganden an TLR assoziiert die intrazelluläre Domäne der TLR mit dem Adaptorprotein MyD88. Dadurch wird die Serinthreoninkinase IRAK („IL-1R-associated kinase") aktiviert, die den Faktor TRAF-6 („TNF-Rezeptor-assoziierter Faktor-6") rekrutiert. TRAF-6 aktiviert seinerseits „downstream" gelegene Kinasen, die den NF-κB-spezifischen zytoplasmatischen Inhibitor IκB phosphorylieren. Die nachfolgende Degradation von IκB ermöglicht die Translokation von NF-κB in den Zellkern und in der Folge NF-κB-abhängige Genexpression

pression der MHC-Proteine, die bei der erworbenen Immunantwort von Bedeutung sind (s. Abb. 1.7).

Neue Untersuchungen zeigen zudem, dass die Bindung bakterieller Lipoproteine an TLR 2 Apoptose auslösen kann [2]. Dies scheint ebenfalls durch MyD88 vermittelt zu werden, das durch seine Death-Domäne Caspase 8 rekrutieren kann. Diese Ergebnisse lassen vermuten, dass auch Caspaseaktivierung und Apoptose einen Teil der gegen mikrobielle Pathogene gerichteten innaten Immunität darstellen. Neben der MyD88-vermittelten Signaltransduktion können einige TLR NF-κB auch unabhängig von MyD88 aktivieren. So konnte gezeigt werden, dass Ligandenbindung an TLR 4 auch in MyD88- und IRAK-defizienten Zellen NF-κB-Aktivierung und Translokation vermitteln kann [52]. Neue Untersuchungen zeigen zudem, dass die Stimulation von TLR 2 durch Bindung von *Staphylococcus aureus* eine Rac1/Phosphoinositol-3-Kinase-vermittelte Akti-

Abb. 1.7. NF-κB-Aktivierung als eine Form der Infektionsabwehr in Säugern: Ligandenbindung an TLR führt zur schnellen Aktivierung des Transkriptionsfaktors NF-κB, der die Expression von Genen induziert, die im Rahmen der innaten Immunabwehr benötigt werden. Dazu zählen Mediatoren der Entzündungsantwort, Akute-Phase-Proteine, Adhäsionsmoleküle und Gerinnungsfaktoren

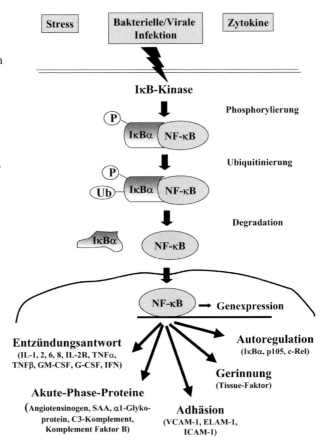

vierung der Serinthreoninkinase auslöst, die ihrerseits die Phosphorylierung und Aktivierung von NF-κBp65 unabhängig von IκB-Degradation bedingt. Darüber hinaus können TLR andere Signaltransduktionswege wie z. B. die Aktivierung von MAP-Kinasen und JNK-Kinasen und die nachfolgende Induktion der Transkriptionsfaktoren AP-1 und Elk-1 auslösen und dadurch in Kooperation mit NF-κB die Genexpression modulieren.

Aktivierung der Gerinnung bei Sepsis

Da TLR, aber auch CD14, C-reaktives Peptid und Komponenten des Komplementsystems in gleicher Weise auf Kontaktfaktoren der Immunabwehr und der Gerinnung reagieren, wird durch Verletzungen, Irritation und Aktivierung entlang der endothelialen Oberfläche stets auch das Gerinnungssystem aktiviert. Einer der Faktoren, der Gerinnung, Entzündung und innate Immunantwort dabei unwiderruflich miteinander verbindet, ist NF-κB [5–8, 13, 14, 16, 28, 99]. Vermehrte Aktivierung von NF-κB, vermehrte NF-κB-abhängige Tissue-Faktor-Expression und eine erhöhte Tissue-Faktor-Antigenkonzentration wurde bei Patienten mit Sepsis beschrieben [16]. Im Tiermodell konnte gezeigt werden, dass Inhibition von NF-κB ebenso wie Inhibition der Tissue-Faktor-Synthese eine Verminderung der Endotoxin-abhängigen Tissue-Faktor-Expression, Reduktion der Thrombin-Antithrombin-Bildung und verringerte Fibrin-/Fibrinogenablagerung zur Folge hat und zu einer verbesserten Überlebensrate führt [16].

Tierexperimentelle Studien zeigen zudem, dass antikoagulante Systeme wie „tissue factor pathway inhibitor" (TFPI), Antithrombin III, Prostaglandin I2 und aktiviertes Protein C gleichzeitig die Gerinnung und die Entzündungsantwort modulieren und dadurch Mortalität vermindern können [13, 16, 18, 20, 21, 77–81, 95, 97]. So sind geringe Konzentrationen an TFPI, die nicht gerinnungshemmend wirken, ausreichend, um die Mortalität im Kaninchenmodell zu mindern [80]. Erste Ergebnisse einer klinischen Phase-II-Studie zeigen, dass Konzentrationen von 0,025–0,05 mg/kg/h TFPI die 28-Tage-Überlebensrate von Sepsispatienten deutlich erhöhen [1]. In verschiedenen Phase-II-Studien wurde nachgewiesen, dass AT-III-Substitution Schwere und die Dauer von Sepsis und DIC reduziert [44, 56, 60, 77–79, 81]. Neben der antikoagulanten Wirkung ist dies evtl. auf die AT-III-vermittelte endotheliale Prostazyklinfreisetzung zurückzuführen, die durch Inhibition von Plättchenaggregation, Zytokinsynthese und Neutrophilenadhäsion antiinflammatorisch wirkt. Da bei allen Formen der Sepsis verminderte Protein-C-Spiegel beobachtet werden, wurden erste klinische Studien durchgeführt, in denen Protein C supplementiert wurde [12, 15, 24, 60, 64, 97]. Dies führte zu einer Verbesserung von Organfunktion und Krankheitsverlauf. Derzeit durchgeführte Phase-III-Studien für TFPI und Protein C geben Aufschluss darüber, ob eine gezielte Inhibition des Gerinnungssystems und die damit verbundene Hemmung proinflammatorischer Enzyme wie Thrombin zu einer Verbesserung der Prognose bei Patienten mit Sepsis, DIC und ARDS führen kann [15, 20, 56, 81, 95–97].

Schlussfolgerung

In der Evolution scheinen Proteinkaskaden mit Vorläufermolekülen in inaktiven und aktiven Formen von Vorteil zu sein, da diese Kaskaden mehr Spielraum für eventuell auftretende Mutationen bieten [79]. Diese evolutionäre Anpassung stellt möglicherweise auch die Ursache für die beim Menschen beobachtete überschießende Gerinnungsaktivität im Rahmen der Immunantwort als Antwort auf Verletzung dar [79], denn die Schablonen der innaten Immunität sind von primitiven Formen bis zum Menschen hochkonserviert [36]. Während aber eine enge Verbindung von Gerinnung, Entzündung und Infektabwehr im offenen Blutgefäß der Invertebraten die einzige Möglichkeit ist, die unkontrollierte Ausbreitung von Mikroorganismen zu verhindern, birgt sie im geschlossenen Blutgefäß der Vertebraten Gefahren, da eine überschießende Gerinnung immer auch den unkontrollierten Gefäßverschluss bedingt (Abb. 1.8). Zwar stellt die lokale Aktivierung der Gerinnungskaskade auch im Menschen eine wichtige Überlebensfunktion bei traumatischen Verletzungen sicher. Nach Zerstörung der innaten Immunabwehr durch großflächige Verletzungen, massive Infektionen oder Mutationen in Genen, die für Komplementproteine kodieren, wird der Mensch äußert anfällig für Infektionen. Gleichzeitig reagiert das menschliche Gerinnungssystem äußerst sensitiv auf jede Form der Gefäßverletzung [79]. Entsprechend stellt eine überschießende Gerinnungsaktivierung, wie sie bei der Sepsis auftritt, ein fehlgeleitetes Geschehen dar, das den Verbrauch von Gerinnungsfaktoren und die ungerichtete Ablagerung von Fibrin in der Mikrovaskulatur zur Folge hat. Verbrauchskoagulopathie und disseminierte intravasale Gerinnung müssen daher als die fehlerhafte Umsetzung eines guten Planes betrachtet werden.

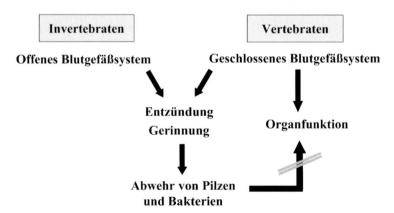

Abb. 1.8. Der Besitz eines geschlossenen Blutgefäßsystems und hochkomplizierter Organe hat zur Folge, dass die im Rahmen der innaten Immunabwehr bestehende enge Verbindung von Gerinnung und Infektabwehr in Vertebraten zum Risiko wird, da eine überschießende Gerinnung immer auch den unkontrollierten Gefäßverschluss bedingt

Literatur

1. Abraham E (2000) Tissue factor inhibition and clinical trial results of tissue factor pathway inhibitor in sepsis. Crit Care Med 28:S31–S33
2. Aliprantis AO, Yang RB, Weiss DS, Godowski P, Zychlinsky A (2000) The apoptotic signaling pathway activated by Toll-like receptor-2. EMBO J 19:3325–3336
3. Anderson KV (2000) Toll signaling pathways in the innate immune response. Curr Opin Immunol 12:13–19
4. Arbibe L, Mira JP, Teusch N et al. (2000) Toll-like receptor 2-mediated NF-kappa B activation requires a Rac1-dependent pathway. Nat Immunol 1:533–540
5. Baeuerle PA (1998) Proinflammatory signaling: Last pieces in the NF-kB puzzle? Curr Biol 8:R19–R22
6. Baeuerle PA, Baltimore D (1996) NF-kB: ten years after. Cell 87:13–20
7. Baeuerle PA, Henkel T (1994) Function and activation of NF-kB in the immune system. Annu Rev Immunol 12:141–179
8. Barnes PJ, Karin M (1997) Nuclear Factor-kB – a pivotal transcription factor in chronic inflammatory diseases. N Engl J Med 336:1066–1071
9. Baumann H, Gauldie J (1994) The acute phase response. Immunol Today 15:74–80
10. Bergner A, Muta T, Iwanaga S, Beisel HG, Delotto R, Bode W (1997) Horseshoe crab coagulogen is an invertebrate protein with a nerve growth factor-like domain. Biol Chem 378:283–287
11. Bergner A, Oganessyan V, Muta T, Iwanaga S, Typke D, Huber R, Bode W (1996) Crystal structure of a coagulogen, the clotting protein from horseshoe crab: a structural homologue of nerve growth factor. EMBO J 15:6789–6797
12. Bernard GR, Vincent JL, Laterre PF et al. (2001) Efficacy and safety of recombinant human activated protein C for severe sepsis. N Engl J Med 344:699–709
13. Beutler B, Poltorak A (2001) Sepsis and evolution of the innate immune response. Crit Care Med 29:S2–S6 (discussion S6–S7)
14. Bierhaus A, Chen J, Liliensiek B, Nawroth PP (2000) LPS and cytokine activated endothelium. Sem Thromb Hemost 26:571–587
15. Böhrer H, Nawroth PP (1996) Pathophysiologie, Klinik und Therapie intensivmedizinischer Krankheitsbilder mit DIC. In: Hach-Wunderle V, Nawroth PP (Hrsg) Lebensbedrohliche Gerinnungsstörungen in der Intensivmedizin. Springer, Berlin Heidelberg New York Tokyo, S. 3–43
16. Böhrer H, Qiu F, Zimmermann T et al. (1997) Role of NF-kB in the mortality of sepsis. J Clin Invest 100:972–985
17. Bouchon A, Facchetti F, Weigand MA, Colonna M (2001) TREM-1 amplifies inflammation and is a crucial mediator of septic shock. Nature 410:1103–1107
18. Bulger EM, Maier RV (2000) Lipid mediators in the pathophysiology of critical illness. Crit Care Med 28:N27–N36
19. Carrell RW, Boswell DR (1986) Serpins: the superfamily of plasma serine protease inhibitors. In: Barrett AJ, Salvesen G (eds) „Proteinases". Elsevier, New York, p 403–420
20. Dhainaut JF, Vallet B (2001) Combined procoagulant and innate immune responses to infection: toward more potent drugs in septic patients. Crit Care Med 29:205–207
21. Dickneite G, Paques EP (1993) Reduction of mortality with antithrombin III in septicemic rats: a study of Klebsiella pneumoniae induced sepsis. Thromb Haemost 69:98–102

22. Drushay MS, Asling B, Hultmark D (1996) Origins of immunity: relish, a compound Rel-like gene in the antibacterial defense of Drosophila. Proc Natl Acad Sci USA 93: 10343–10347
23. Ducceschi V (1903) Untersuchungen über die Blutgerinnung bei wirbellosen Tieren. Hofmeisters Beitr Chem Physiol Pathol 3:378–384
24. Faust SN, Heyderman RS, Levin M (2001) Coagulation in severe sepsis: a central role for thrombomodulin and activated protein C. Crit Care Med 29:S62–S67 (discussion S67–S68)
25. Fearon DT, Locksley RM (1996) The instructive role of innate immunity in the acquired immune response. Science 272:50–53
26. Fisher CJ Jr, Yan SB (2000) Protein C levels as a prognostic indicator of outcome in sepsis and related diseases. Crit Care Med 28(9 Suppl):S49–S56
27. Fujimoto K, Okino N, Kawabata SI, Iwanaga S, Ohnishi E (1995) Nucleotide sequence of the cDNA encoding the proenzyme of phenol oxidase A1 of Drosophila melanogaster. Proc Natl Acad Sci USA 92:7769–7773
28. Ghosh S, May MJ, Kopp EB (1998) NF-kB and Rel proteins. Evolutionary conserved mediators of immune response. Annu Rev Immunol 16:225–260
29. Gokudan S, Muta T, Tsuda R et al. (1999) Horseshoe crab acetyl group-recognizing lectins involved in innate immunity are structurally related to fibrinogen. Proc Natl Acad Sci USA 96:10086–10091
30. Gonzalez-Crespo S, Levine M (1994) Related target enhancers for dorsal and NF-kappa B signaling pathways. Science 264:255–258
31. Govind S, Steward R (1991) Dorsoventral formation in Drosophila: signal transduction and nuclear targeting. Trends Genet 7:119–125
32. Harada-Suzuko T, Moriata T, Iwanaga S, Nakamura S, Niwa M (1992) Further studies on the chromogenic acid method for bacterial endotoxins using horseshoe crab (Tachypleus tridenatus) hemocyte lysate. J Biochem 92:793–800
33. Hedengren M, Asling B, Dushay M, Ando I, Ekengren S, Wihlborg M, Hultmark D (1999) Relish, a central factor in the control of humoral but not cellular immunity in Drosophila. Mol Cell 4:827–837
34. Hemmi H, Takeuchi O, Kawai T et al. (2000) A Toll-like receptor recognizes bacterial DNA. Nature 408:740–745
35. Hoffmann JA, Reichhart JM (1997) Drosophila immunity. Trends Cell Biol 7:309–316
36. Hoffmann JA, Kafatos FC, Janeway CA, Ezekowitz RA (1999) Phylogenetic perspectives in innate immunity. Science 284:1313–1318
37. Hoshino K, Takeuchi O, Kawai T et al. (1999) Cutting edge: Toll-like receptor 4 (TLR4)-deficient mice are hyporesponsive to lipopolysaccharide: evidence for TLR4 as the Lps gene product. J Immunol 162:3749–3752
38. Hultmark D (1993) Immune reactions in drosophila and other insects: a model for innate immunity. Trends Genet 9:178–183
39. Imler JL, Hoffmann JA (2000) Signaling mechanism in the antimicrobial host defense of drosophila. Curr Opin Microbiol 3:16–22
40. Imler JL, Hoffmann JA (2000) Toll and Toll-like proteins: an ancient family of receptors signaling infection. Rev Immunogenet 2:294–304
41. Imler JL, Hoffmann JA (2001) Toll receptors in innate immunity. Trends Cell Biol 11:304–311
42. Imler JL, Tauszig S, Jouanguy E, Forestier C, Hoffmann JA (2000) LPS-induced immune response in Drosophila. J Endotoxin Res 6:459–462

43. Ingalls RR, Heine H, Lien E, Yoshimura A, Golenbock D (1999) Lipopolysaccharide recognition, CD14, and lipopolysaccharide receptors. Infect Dis Clin North Am 13: 341–353
44. Inthorn D, Hoffmann JN, Hartl WH, Muhlbayer D, Jochum M (1998) Effect of antithrombin III supplementation on inflammatory response in patients with severe sepsis. Shock 10:90–96
45. Ip VT, Reach M, Engstrom Y et al. (1993) Dif, a dorsal-related gene that mediates an immune response in Drosophila. Cell 75:753–763
46. Iwanaga S (1993) Primitive coagulation systems and their message to modern biology. Thromb Haemost 70:48–55
47. Iwanaga S, Kawabata S (1998) Evolution and phylogeny of defense molecules associated immunity in horseshoe crab. Front Biosci 3:973–984
48. Iwanaga S, Miyata T, Tokunaga F, Muta T (1992) Molecular mechanism of hemolymph clotting system in Limulus. Thromb Res 68:1–32
49. Iwanaga S, Muta T, Shigenaga T, Miura Y, Seki N, Saito T, Kawabata S (1994) Role of hemocyte-derived granular components in invertebrate defense. Ann NY Acad Sci 712:102–116
50. Jagadeeswaran P, Sheehan JP (1999) Analysis of blood coagulation in the zebrafish. Blood Cells Mol Dis 25:239–249
51. Kaiser V, Diamond G (2000) Expression of mammalian defensin genes. J Leukoc Biol 68:779–784
52. Kaisho T, Akira S (2001) Toll-like receptors and their signaling mechanism in innate immunity. Acta Odontol Scand 59:124–130
53. Kawasaki H, Nose T, Muta T, Iwanaga S, Shimohigashi Y, Kawabata S (2000) Head-to-tail polymerization of coagulin, a clottable protein of the horseshoe crab. J Biol Chem 275:35297–35301
54. Khush RS, Lemaitre B (2000) Genes that fight infection: what the Drosophila genome says about animal immunity. Trends Genet 16:442–449
55. Lasch HG, Heene DL, Huth K, Sandritter W (1967) Pathophysiology, clinical manifestations and therapy of consumption-coagulopathy („Verbrauchskoagulopathie"). Am J Cardiol 20:381–391
56. Lee WL, Downey GP (2000) Coagulation inhibitors in sepsis and disseminated intravascular coagulation. Intensive Care Med 26:1701–1706
57. Lemaitre B, Nicolas E, Michaut L, Reichart JM, Hofmann JA (1996) The dorsoventral regulatory gene cassette Spaetzle/Toll/Cactus controls the potent antifungal response in Drosophila adults. Cell 86:973–983
58. Lemaitre B, Reichart JM, Hoffmann JA (1997) Drosophila host defense: differential induction of antimicrobial peptide genes after infection by various classes of microorganisms. Proc Natl Acad Sci USA 94:14614–14619
59. Levashina EA, Langley E, Green C, Gubb D, Ashburner M, Hoffmann JA, Reichart JM (1999) Constitutive activation of toll-mediated antifungal defense in serpin-deficient Drosophila. Science 285:1917–1919
60. Levi M, de Jonge E, van der Poll T (2001) Rationale for restoration of physiological anticoagulant pathways in patients with sepsis and disseminated intravascular coagulation. Crit Care Med 29:S90–S94
61. Levin J (1988) The horseshoe crab: a model for gram-negative sepsis in marine organisms and humans. Prog Clin Biol Res 272:3–15

62. Means TK, Golenbock DT, Fenton MJ (2000) The biology of Toll-like receptors. Cytokine Growth Factor Rev 11:219–232
63. Medzhitov R, Preston-Hurlburt P, Janeway CA Jr (1997) A human homologue of the Drosophila toll protein signals activation of adaptive immunity. Nature 388:394–397
64. Mesters RM, Helterbrand J, Utterback BG et al. (2000) Prognostic value of protein C concentrations in neutropenic patients at high risk of severe septic complications. Crit Care Med 28:2209–2216
65. Miura Y, Kawabata S, Wakamiya Y, Nakamura S, Iwanaga S (1995) A limulus intracellular coagulation inhibitor Type 2. J Biol Chem 270:558–565
66. Modlin RL, Brightbill HD, Godowski PJ (1999) The toll of innate immunity on microbial pathogens. N Engl J Med 340:1834–1835
67. Muta T, Iwanaga S (1996) The role of hemolymph coagulation in innate immunity. Curr Opin Immunol 8:41–47
68. Muta T, Hashimoto R, Miyata T, Nishiomura H, Toh Y, Iwanaga S (1990) Proclotting enzyme from horseshoe crab hematocytes. cDNA cloning, disulfid location and subcellular localization. J Biol Chem 265:22426–22433
69. Muta T, Miyata T, Misumi Y et al. (1991) Limulus factor C: An endotoxin sensitive serine protease zymogen with mosaic structure of complement-like, epidermal growth factor like and lectin-like domains. J Biol Chem 266:6552–6561
70. Muta T, Nakamura T, Furunaka H, Tokunaga F, Miyata T, Niwa M, Iwanaga S (1990) Primary structures and functions of anti-lipopolysaccharide factor and tachyplesin peptide found in horseshoe crab hemocytes. Adv Exp Med Biol 56:273–285
71. Muta T, Oda T, Iwanaga S (1993) Horseshoe crab coagulation factor B. A unique serine protease zymogen activated vy cleavage of Ile bond. J Biol Chem 268:21384–21388
72. Nagai T, Kawabata S (2000) A link between blood coagulation and prophenol oxidase activation in arthropod host defense. J Biol Chem 275:29264–29267
73. Nakamura S, Morita T, Hazard-Suzuki T, Iwanaga S, Takahashi K, Niwa M (1982) A clotting enzyme associated with the hemolymph coagulation system of the horseshoe crab (Tachypleus tridenatus): its purification and characterization. J Biochem 92:781–792
74. Nakamura S, Takagi S, Iwanaga M, Niwa M, Takahashi K (1976) Amino acid sequence produced from horse shoe crab coagulogen during gel formation: homologies with primate fibrinopeptide B. Biochem Biophys Res Commun 72:902–908
75. Niwa M, Hua H, Iwanaga S et al. (1990) Biological activities of anti-LPS factor and LPS binding peptide from horseshoe crab amoebocytes. Adv Exp Med Biol 256:257–271
76. Novitsky TJ (1998) Limitations of the Limulus amebocyte lysate test in demonstrating circulating lipopolysaccharides. Ann NY Acad Sci 851:416–421
77. Okajima K, Uchiba M (1998) The anti-inflammatory properties of antithrombin III: new therapeutic implications. Semin Thromb Hemost 24:27–32
78. Opal SM (2000) Therapeutic rationale for antithrombin III in sepsis. Crit Care Med 28:S34–S37
79. Opal SM (2000) Phylogenetic and functional relationships between coagulation and the innate immune response. Crit Care Med 28:S77–S80
80. Opal SM, Palardy JE, Parejo NA, Creasey AA (2001) The activity of tissue factor pathway inhibitor in experimental models of superantigen-induced shock and polymicrobial intra-abdominal sepsis. Crit Care Med 29:13–17
81. Opal S, Thijs L, Cavaillon JM, Cohen J, Fourrier F (2000) Roundtable I: relationships between coagulation and inflammatory processes. Crit Care Med 28 S81–S82

82. Poltorak A, He X, Smirnova I et al. (1998) Defective LPS signaling in C3H/HeJ and C57BL/10ScCr mice: mutations in Tlr4 gene. Science 282:2085–2088
83. Qureshi ST, Lariviere L, Leveque G, Clermont S, Moore KJ, Gros P, Malo D (1999) Endotoxin-tolerant mice have mutations in Toll-like receptor 4 (Tlr4). J Exp Med 189:615–625
84. Rietschel ET, Westphal O (1999) Endotoxin: historical perspectives. In: Brade H, Opal SM, Vogel SN et al. (eds.) Endotoxin in health and disease. Marcel Dekker, New York, p 1–30
85. Robey FA, Liu TY (1981) Limulin: a C-reactive protein from Limulus polyphemus. J Biol Chem 256:969–975
86. Roth RI, Levin J (1992) Purification of limulus polyphemus proclotting enzyme. J Biol Chem 267:24097–24102
87. Roth RI, Su D, Child AH, Wainwright NR, Levin J (1998) Limulus antilipopolysaccharide factor prevents mortality late in the course of endotoxemia. J Infect Dis 177:388–394
88. Saito T, Kawabata S, Shigenaga T et al. (1995) A novel big defensin identified in horseshoe crab hemocytes: isolation, amino acid sequence and antibacterial activity. J Biochem 1117:1131–1137
89. Seki N, Muta T, Oda T, Iwaki D, Kuma K, Miyata T, Iwanaga S (1995) Horseshoe crab (1,3)-beta-D-glucan-sensitive coagulation factor G. A serine protease zymogen heterodimer with similarities to beta-glucan-binding proteins. J Biol Chem 270:986
90. Sheehan J, Templer M, Gregory M et al. (2001) Demonstration of the extrinsic coagulation pathway in teleostei: Identification of zebrafish coagulation factor VII. Proc Nat Acad Sci USA 98:8768–8733
91. Soderhall K, Cerenius L (1998) Role of the prophenoloxidase-activating system in invertebrate immunity. Curr Opin Immunol 10:23–28
92. Stenflo J (1999) Contributions of Gla and EGF-like domains to the function of vitamin K-dependent coagulation factors. Crit Rev Eukaryot Gene Expr 9:59–88
93. Takeuchi O, Hoshino K, Kawai T et al. (1999) Differential roles of TLR2 and TLR4 in recognition of gram-negative and gram-positive bacterial cell wall components. Immunity 11:443–451
94. Tanaka S, Nakamura T, Morita T, Iwanaga S (1982) Limulus anti-LPS factor: an anticoagulant which inhibits the endotoxin mediated activation of Limulus coagulation system. Biochem Biophys Res Commun 105:717–723
95. ten Cate H, Schoenmakers SH, Franco R, Timmerman JJ, Groot AP, Spek CA, Reitsma PH (2001) Microvascular coagulopathy and disseminated intravascular coagulation. Crit Care Med 29:S95–S97 (discussion S97–S98)
96. Ulevitch RJ (2001) New therapeutic targets revealed through investigations of innate immunity. Crit Care Med 29(7 Suppl):S8–S12
97. Vallet B, Wiel E (2001) Endothelial cell dysfunction and coagulation. Crit Care Med 29:S36–S41
98. Van Zoelen EJ, Stortelers C, Lenferink AE, Van de Poll ML (2000) The EGF domain: requirements for binding to receptors of the ErbB family. Vitam Horm 59:99–131
99. Zhang G, Ghosh S (2001) Toll-like receptor-mediated NF-kappaB activation: a phylogenetically conserved paradigm in innate immunity. J Clin Invest 107:13–19
100. Zhang X, Maizels RM (2001) Serine proteinase inhibitors from nematodes and the arms race between host and pathogen. Trends Biochem Sci 26:191–197

KAPITEL 2

Molekulare Basis für neue therapeutische Ansätze

M. R. Sprick und M. A. Weigand

Regulation der Immunantwort bei Sepsis

Sepsis und septischer Schock, die trotz moderner Intensivmedizin eine Letalität von 20–50% aufweisen, sind die Haupttodesursachen auf den meisten Intensivstationen in den westlichen Ländern [11]. Die wissenschaftlichen Untersuchungen zur Pathogenese der Sepsis haben dabei zu entscheidenden Erkenntnissen über die Regulation der angeborenen Immunität bei akuten Infektionen geführt. Die angeborene Immunantwort auf bakterielle Infektionen wird vorwiegend durch neutrophile Granulozyten sowie Monozyten/Makrophagen vermittelt. Diese Zellen exprimieren so genannte „pattern recognition receptors" (PRR). Diese PRR erkennen ähnliche molekulare Strukturen, die auf Gruppen von Mikroorganismen vorhanden sind. Diese ähnlichen Strukturen werden „pathogen associate molecular patterns" (PAMP) genannt. Zu den PAMP gehören z. B. verschiedene bakterielle Zellwandbestandteile wie etwa Lipopolysaccharide (LPS), Lipopeptide oder Peptidoglykane. PRR aktivieren nach Stimulation die Produktion von proinflammatorischen Zytokinen und ihrer Rezeptoren, die Up-Regulation von Adhäsionsmolekülen und die Generierung von Sauerstoffradikalen [1, 6]. Die gemeinsame Wirkung all dieser Produkte führt zur Elimination des eingedrungenen Erregers und zur Reparatur des Gewebeschadens. Unter bestimmten Umständen kommt es jedoch zu einer exzessiven Produktion proinflammatorischer Mediatoren wie TNF-α, IL-1β, „macrophage migration inhibitory factor" (MIF) und „high mobility group-1" (HMG-1)-Protein [2, 5, 9, 13]. Diese überschießende Immunantwort auf eindringende Erreger führt dann zum Krankheitsbild des septischen Schocks mit hämodynamischen Veränderungen, Gewebeschädigung, Multiorganversagen und letztlich zum Tod des Patienten.

Toll-like-Rezeptoren (TLR)

Die Stimulation von Makrophagen durch das bakterielle Endotoxin (LPS) gehört zu den am besten untersuchten Modellen, wie PAMP von Makrophagen erkannt werden. Die Makrophagenaktivierung durch LPS erfordert die Bindung an ein LPS-bindendes Protein (LBP) und den Oberflächenrezeptor CD14 (Abb. 2.1). Viele Studien zeigten jedoch, dass CD14 nur LPS-LBP-Komplexe bindet, ohne jedoch ein transmembranes Signal in das Zellinnere weiterzugeben. Die Arbeitsgruppe um Bruce Beutler konnte als Erste zeigen, dass die genetisch bedingte LPS-Resistenz zweier Mausstämme, der C3H/HeJ- und der C57BL/ 10ScCr-Mäuse, durch eine Mutation im Toll-like-Rezeptor-4 (TLR 4)-Gen bedingt ist [10]. TLR 4 gehört zur Familie der Toll-like-Rezeptoren, die in der Fruchtfliege Drosophila zentraler Bestandteil des angeborenen Immunsystem sind.

Obwohl die Drosophila kein erworbenes Immunsystem besitzt, ist sie dennoch sehr resistent gegenüber bakteriellen Infektionen [1]. Diese Immunität wird vermittelt durch 2 Mitglieder der Toll-like-Rezeptorfamilie, Toll und 18-wheeler, deren Stimulation zur Synthese potenter antimikrobieller Peptide

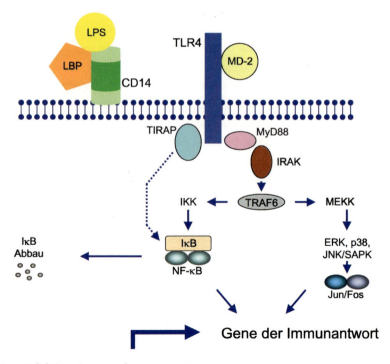

Abb. 2.1. Induktion einer angeborenen Immunantwort

führt. So induziert Toll das fungizide Peptid Drosomycin und 18-wheeler Attacin, ein antibakterielles Peptid. Der humane TLR 4 wurde dann von Janeway und Mitarbeitern als erster humaner Toll-like-Rezeptor identifiziert [8]. Bis jetzt wurden 10 verschiedene humane TLR beschrieben. Für die meisten TLR sind die Liganden bisher noch unbekannt. Komponenten grampositiver Bakterien wie Lipoteichonsäure und Zellwandbestandteile wie Zymosan vermitteln ihre Wirkung über TLR 2, LPS aktiviert Makrophagen über TLR 4, Flagellin der Listerien aktiviert über TLR 5 und bakterielle CpG-DNA über TLR 9.

Die Stimulation der TLR induziert deren Dimerisierung und führt zur Rekrutierung des Adapterproteins MyD88, der IL-1-Rezeptor-assoziierten Kinase (IRAK) und des Tumor-Nekrose-Faktor-assoziierten Faktors 6 (TRAF 6) (s. Abb. 2.1). An dieser Stelle teilt sich die intrazelluläre Signalkaskade auf. Eine Signalkaskade führt zur Aktivierung der IκB-Kinasen mit konsekutiver Phosphorylierung und Degradation von IκB. Nach Lösung des Inhibitors IκB kommt es dann zur Translokation von NF-κB in den Zellkern, was zu einer Transkription von Genen der Immunantwort führt. Die andere Signalkaskade führt über die Stimulation von Mitgliedern der MAP-Kinasenfamilie und von den Transkriptionsfaktoren „jun" und „fos" zur Immunantwort [3]. Darüber hinaus existieren aber auch MyD88-unabhängige intrazelluläre Signalwege. So kann der NF-κB-Pathway wahrscheinlich auch über das Adapterprotein TIRAP aktiviert werden.

Die Erkenntnis, dass die angeborene Immunantwort über spezifische Rezeptoren wie die TLR reguliert wird, hat zu einem exponentiell gestiegenen Interesse an der Identifizierung neuer, an der angeborenen Immunantwort beteiligten Rezeptoren und deren Liganden geführt. Außerdem kann die Aufklärung spezifischer Interaktionen von PAMP mit den jeweiligen PRR zur Entwicklung potentiell neuer Targets für die Sepsistherapie führen. Im folgenden Abschnitt soll nun erläutert werden, wie mit Hilfe molekularbiologischer Techniken neue Ansätze zur Therapie der Sepsis identifiziert werden können. Um zu verstehen, wie mittels computergestützter Sequenzanalyse und Chiptechnologie neue, therapeutisch interessante Gene gefunden werden können, sollen zunächst einige Grundlagen der Zell- und Molekularbiologie dargestellt werden.

Der Weg vom Gen zur Boten-RNA („messenger RNA", mRNA)

Die Gesamtheit aller Gene eines Organismus wird auch als dessen Genom bezeichnet. Gene von Eukaryonten sind in so genannten Introns und Exons organisiert (Abb. 2.2). Die Introns bezeichnen Sequenzabschnitte, die nicht für Proteinsequenzen kodieren; diesen Sequenzabschnitten wird eine regulatorische Funktion zugeschrieben. Die Exons sind die Sequenzanteile eines Gens, die für das spätere Genprodukt, das Protein, kodieren. Wie wird aus einem Gen die Vorlage für die Proteinsynthese, die Boten-RNA („messenger RNA", mRNA) hergestellt? Wenn ein Gen in einer Zelle „angeschaltet" wird, geschieht dies über den so genannten Promotor. Der Promotor ist das zentrale Steuerungselement eines jeden Gens. An ihn können zelluläre Transkriptionsfaktoren binden, die die Synthese einer Kopie des Genes, der prä-mRNA, initiieren. Diese prä-mRNA enthält Kopien der Introns wie auch der Exons. Der Vorgang des Kopierens eines Gens in seine mRNA wird als Transkription bezeichnet und findet im Zellkern statt. Diese prä-mRNA kann jedoch noch nicht als Vorlage für die Proteinsynthese dienen. Zunächst einmal müssen die noch enthaltenen intronischen Sequenzanteile entfernt werden. Dieser Prozess, der auch im Zellkern stattfindet, wird als „splicing" bezeichnet. Dabei erkennen zelluläre Enzyme den Übergang zwischen Intron und Exon anhand konservierter Nukleotidsequenzen. Diese

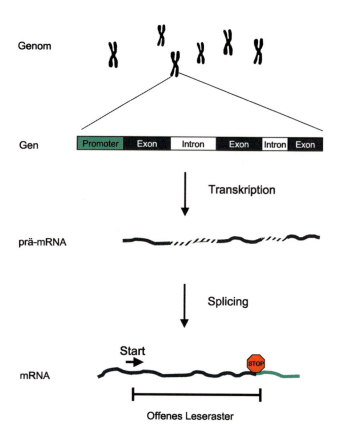

Abb. 2.2. Vom Gen zur mRNA

Enzyme schneiden die Introns heraus und fügen die Exons an den Nahtstellen wieder zusammen. Die nun nur noch aus Exons bestehende reife RNA wird auch einfach als mRNA bezeichnet. Eine typische mRNA ist wie folgt organisiert: An beiden Enden enthält sie regulatorische Sequenzen, die für die Lebensdauer der mRNA und die Effizienz der Proteinsynthese entscheidend sind. Die eigentliche proteinkodierende Sequenz wird als „offenes Leseraster" („open reading frame", ORF) bezeichnet. Das offene Leseraster ist definiert als Sequenz, die zwischen einem Startsignal, dem Startkodon, und einem Stoppsignal, dem Stoppkodon, liegt. Diese Start- und Stoppsignale sind entscheidende Elemente für die korrekte Proteinsynthese.

Von der mRNA zum Protein

Die reife mRNA verlässt nach dem Splicing den Zellkern in das Zytoplasma, wo auch die Proteinsynthese stattfindet (Abb. 2.3). Die Aufgabe der Proteinsynthe-

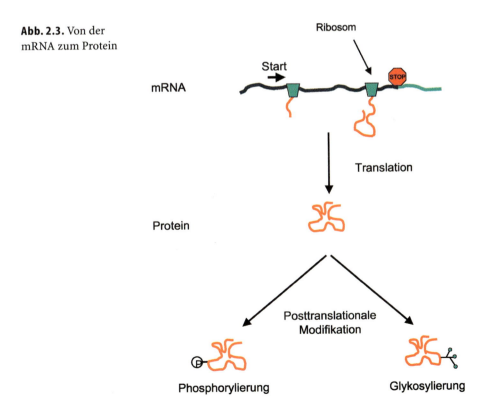

Abb. 2.3. Von der mRNA zum Protein

se in der Zelle wird von den Ribosomen übernommen. Diese sind aus mehreren Protein- und RNA-Komponenten zusammengesetzte Komplexe. Das Ribosom erkennt bestimmte Signalsequenzen auf der mRNA und bindet an diese. Daran anschließend beginnt es, ab dem Startkodon die von der mRNA kodierten Aminosäuren aneinander zu reihen, bis es auf das Stoppkodon stößt. Hier verlässt es die mRNA und entlässt das Protein. An einer mRNA können mehrere Ribosomen gleichzeitig gebunden sein, was eine höhere Effizienz der Proteinsynthese ermöglicht. Der Prozess, bei dem die Ribosomen die in der mRNA kodierte Sequenzinformation in ein Protein umsetzen, wird als Translation bezeichnet. Fertig synthetisierte Proteine werden oft noch chemisch modifiziert. Diese posttranslationalen Modifikationen verändern die Eigenschaften der Proteine und erhöhen so die funktionelle Vielfalt. Als häufige posttranslationale Modifikationen seien hier die Glykosylierung und die Phosphorylierung erwähnt. Bei der Glykosylierung, die häufig bei sezernierten Proteinen zu finden ist, werden verschieden Zuckerketten an das Protein angeheftet. Bei der Phosphorylierung werden bestimmte Aminosäuren mit Phosphatresten modifiziert. Diese Modifikation spielt z. B. bei der Weiterleitung extrazellulärer Signale in das Zellinnere eine wichtige Rolle.

DNA-Chiptechnologie

Entscheidend für die Funktion, die eine Zelle ausübt, sind die durch sie exprimierten Proteine. Schon die veränderte Expression eines oder einiger weniger Gene kann die Funktion einer Zelle fundamental verändern. Deshalb ist es interessant, einen Überblick über möglichst alle Gene zu bekommen, die eine Zelle zu einem gegebenen Zeitpunkt exprimiert. Wenn sich nun auch noch vergleichen lässt, wie sich die Expression unter verschiedenen Bedingungen ändert, kann dies wertvolle Hinweise auf die Funktion der verändert exprimierten Gene liefern. Als Beispiel hierfür sei der Vergleich zwischen einem Tumor und dem parentalen gesunden Gewebe genannt. Eine umfassende Analyse aller Proteine einer Zelle ist, wenn auch wünschenswert, zurzeit technisch nicht möglich. Einen hilfreichen Ersatz liefert die Analyse der exprimierten mRNA mittels der DNA-Chiptechnik (Abb. 2.4). Da die Proteinsynthese einer Zelle durch den Pool der in ihr vorliegenden mRNA bestimmt wird, liefert eine Analyse der mRNA eine gute Näherung.

Für eine Analyse mittels DNA-Chips werden zuerst einmal mRNAs der zu untersuchenden Proben, z. B. normale und Tumorzellen, präpariert. Diese mRNAs

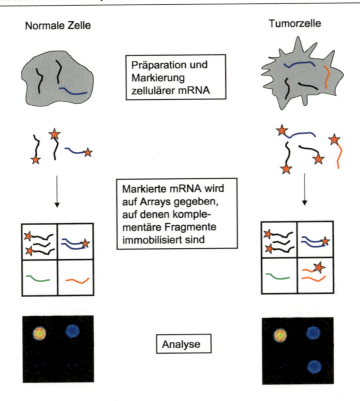

Abb. 2.4. Die DNA-Chiptechnologie

werden nun in komplementäre DNA-Kopien umgeschrieben, die so genannten cDNAs. Durch die Verwendung von Nukleotiden als Bausteine, die mit einem Fluoreszenzfarbstoff markiert sind, werden die cDNAs markiert. Die Analyse findet mit Hilfe eines so genannten DNA-Chips oder DNA-Arrays statt. Auf einem DNA-Chip befinden sich immobilisierte DNA-Moleküle, die in einem regelmäßigen Muster von Reihen und Spalten punktförmig angeordnet sind. Diese Anordnung erlaubt eine genaue Zuordnung jedes DNA-Punktes. Die DNA in diesem Punkt ist so gewählt, dass sie einer bekannten zellulären RNA entspricht. Wird nun die markierte cDNA auf diesen Chip gegeben, bindet jede dieser cDNA an ihren komplementären Partner, eben der auf dem Chip immobilisierten DNA. Mit Hilfe eines Array-Scanners wird dann die Fluoreszenzintensität jedes Spots bestimmt. Da jeder Spot über seine Koordinaten auf dem Chip identifiziert werden kann, ist damit auch ersichtlich, zu welchem Gen die detektierte Fluoreszenz korreliert. Die Fluoreszenzintensität ist dabei proportional zu der auf diesem Spot angelagerten cDNA. Es lässt sich also zu der einfachen Aussage, ob eine mRNA in der untersuchten Zelle exprimiert wird, auch eine quantitative Aussage treffen. Bei einem Vergleich zweier verschiedener Zelltypen lässt sich eine Aussage darüber treffen, welche Gene differentiell exprimiert werden.

Das Humangenom-Projekt und seine Implikationen für die Identifizierung neuer Genfamilienmitglieder

Die Sequenzierung des Humangenoms begann offiziell im Oktober 1990 durch eine Gemeinschaftsinitiative des amerikanischen National Institute of Health (NIH) und des Department of Energy (DOE). Das „Human Genome Project" (HGP) wurde etwas später zu einem internationalen Konsortium ausgeweitet, dem „International Human Genome Sequencing Consortium". Im Jahr 1998 gründete Craig Venter die Firma Celera Genomics und verkündete seinen Plan, das gesamte humane Genom in drei Jahren zu sequenzieren. Im Juni 2000 verkündeten das HGP-Konsortium und Celera Genomics in einer gemeinsamen Pressekonferenz im Weißen Haus die Fertigstellung der initialen Sequenz und einigten sich auf eine zeitgleiche Publikation ihrer Daten. Diese erfolgte dann im Februar 2001 in Nature und Science [7, 12]. Das gesamte Humangenom enthält ca. 3,2 Milliarden Basen, von diesen kodieren aber nur ca. 1,1–1,4% für Proteine. Der große Rest besteht aus Sequenzen von größtenteils unbekannter Funktion. Die geschätzte Anzahl der Gene beträgt 26.000 (Celera Genomics) bis 31.000 (Human Genome Projekt). Etwa die Hälfte der identifizierten Gene war vorher nicht bekannt; damit sind auch keine Informationen über die Funktion der von diesen kodierten Proteine verfügbar. Für erste Hinweise auf potentielle Funktionen kommt uns jedoch zugute, dass die meisten Proteine aus ähnlichen Bausteinen, den Domänen aufgebaut sind (Abb. 2.5). Eine Domäne ist ein funktioneller Abschnitt eines Proteins. Proteine mit ähnlicher Funktion besitzen häufig eine oder mehrere gleiche Domänen. Diese Ähnlichkeit zwischen Proteindomänen wird als Homologie bezeichnet. Durch einen Sequenzvergleich von Genen, die Homologiesuche, lassen sich häufig Proteinfamilien identifizieren, die eine oder mehrere Domänen teilen. Ist die Funktion eines Proteins einer Familie bekannt, lässt sich eine Vorhersage über die mögliche Funktion der neu identifizierten Familienmitglieder treffen. Diese Analyse ermöglicht es auch, zu einem schon bekannten Gen mit therapeutischem Potential weitere Gene zu identifizieren, die zu derselben Familie gehören und damit auch interessante Moleküle für eine weitere Analyse darstellen.

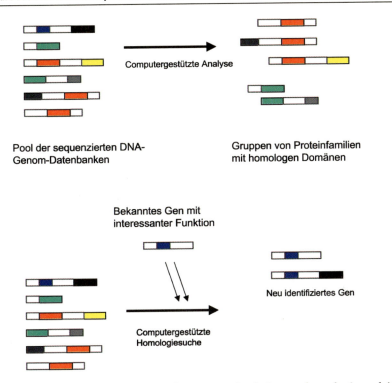

Abb. 2.5. Identifikation neuer therapeutischer Targets durch Sequenzhomologievergleiche

Vom neu identifizierten Gen zur Analyse von dessen Funktion

Die Homologiesuche führt zuerst zu einer Sequenzinformation. Um weitere Analysen über die Funktion des neu identifizierten Genes durchzuführen, wird zuerst eine physische Kopie benötigt. Mit Hilfe der erlangten Sequenzinformationen lassen sich Primer herstellen, die es ermöglichen, aus Zellen, die das betreffende Gen exprimieren, mittels PCR eine Kopie des offenen Leserasters zu amplifizieren (Abb. 2.6). Diese PCR-Produkte können nun in Expressionsvektoren kloniert werden. Expressionsvektoren erlauben es, aus der in ihnen enthaltenen Sequenz das korrespondierende Protein herzustellen, zu exprimieren. Zwei häufig verwendete Organismen für die Proteinexpression sind Bakterien und Säugerzellen. Die Vorteile einer Expression in bakteriellen Systemen sind ihre relativ einfache Aufzucht und eine hohe Proteinausbeute. Ein Nachteil der Expression in Bakterienzellen liegt darin, dass eukaryontische Proteine oft nicht funktionell exprimierbar sind. So können die meisten posttranslationalen Mo-

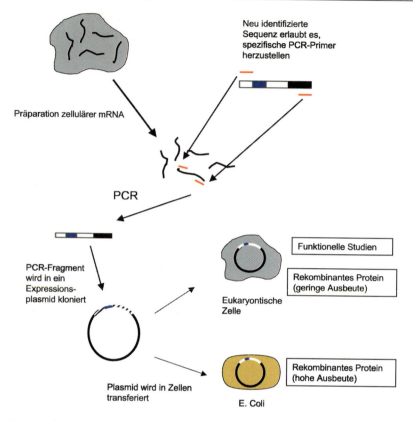

Abb. 2.6. Von der neuen Sequenz zur Analyse der Funktion

difikationen von Bakterien nicht durchgeführt werden. Für Proteine, die diese Modifikationen für ihre Funktionalität benötigen, werden deshalb eukaryontische Expressionssysteme verwendet. Ein Nachteil dieser Systeme liegt in der im Vergleich zu bakteriellen Systemen geringeren Proteinausbeute, höheren Kosten und längeren Zeiten, bis geeignete Mengen an Protein herzustellen sind.

Wie rekombinantes Protein und die Sequenzinformationen helfen, die Funktion des Genes zu ermitteln

Oft liefert auch schon die hohe Expression von Proteinen unbekannter Funktion in Säugerzellen erste Informationen über eine mögliche Funktion, wenn sich der Phänotyp der transformierten Zelle ändert (Abb. 2.7). Auch die Lokali-

Molekulare Basis für neue therapeutische Ansätze

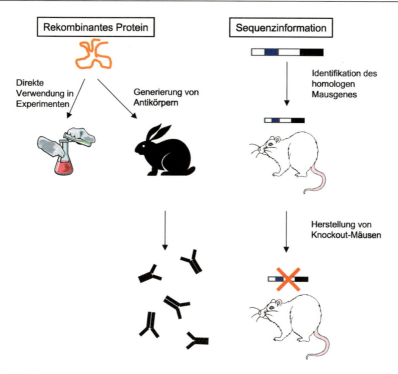

Abb. 2.7. Wie rekombinante Proteine und Sequenzinformationen helfen, die Funktion des neuen Gens zu ermitteln

sation des Proteins in der Zelle lässt sich so studieren. Sie gibt weitere Aufschlüsse darüber, ob das Protein zum Beispiel sezerniert wird, ob es ein Transmembranrezeptor ist und wo es lokalisiert ist, im Zytoplasma oder im Nukleus. Das rekombinante Protein lässt sich für Bindungsstudien verwenden, um z. B. die Interaktion mit anderen Proteinen zu testen.

Antikörper stellen wertvolle Hilfsmittel für die Analyse der Expression und der Lokalisierung des Proteins dar. Sie werden durch Injektion des rekombinanten Proteins in Kaninchen oder Mäusen gewonnen. Mit Hilfe der Sequenzinformation lässt sich das zum Humanprotein korrespondierende Mausgen identifizieren. Durch das gezielte Ausschalten des Gens in so genannten Knockout-Mäusen und die anschließende Analyse des resultierenden Phänotyps lassen sich Rückschlüsse auf die Funktion des Humangens ziehen.

TREM-1 und Sepsis

Mit Hilfe einer wie oben beschriebenen Datenbanksuche nach homologen Rezeptoren des aktivierenden Rezeptors NKp44 auf natürlichen Killerzellen konnte die Arbeitsgruppe von Marco Colonna am Basel Institut für Immunologie TREM-1 („triggering receptor expressed on myeloid cells") identifizieren. Dieser Rezeptor ist ein Mitglied der Immunglobulinsuperfamilie und auf neutrophilen Granulozyten und Monozyten exprimiert. Stimulation des Rezeptors führt zur Sekretion von TNF-α, IL-8 und MCP-1. Darüber hinaus induziert TREM-1 eine Degranulation neutrophiler Granulozyten, Ca^{++}-Einstrom und Tyrosinphosphorylierung. Die Aktivierung neutrophiler Granulozyten und Monozyten wird hierbei durch das Adapterprotein DAP12 vermittelt [3]. In weiterführenden Untersuchungen konnten wir zeigen, dass TREM-1 *in vitro* durch extrazelluläre Bakterien oder deren Produkte wie LPS oder Lipoteichonsäure verstärkt exprimiert wird [4]. Zusätzlich führt die Stimulation von TREM-1 zu einer Amplifikation der durch LPS induzierten proinflammatorischen Zytokinproduktion. Während nichtinfektiöse Erkrankungen wie Psoriasis oder Colitis ulcerosa nicht zu einer erhöhten TREM-1-Expression *in vivo* führen, war TREM-1 auf neutrophilen Granulozyten in der Peritoneallavage von Patienten mit polymikrobieller Sepsis oder von Mäusen nach LPS-Injektion verstärkt exprimiert. Von potentiell hoher klinischer Bedeutung ist jedoch, dass die Blockade von TREM-1 im Modell des LPS-induzierten septischen Schocks zu einer signifikant erhöhten Überlebensrate der Mäuse führt. Darüber hinaus führt die Applikation von TREM-1 Fc auch in *Bona-fide*-Sepsismodellen wie der E.-coli-Injektion oder der Zäkalligation und Punktion (CLP) zu einer signifikanten Protektion. Diese Befunde weisen darauf hin, dass die Blockade von Rezeptoren, die eine Amplifikation oder Perpetuierung der Immunantwort verursachen, neue therapeutische Ansätze in der Sepsis darstellen.

Literatur

1. Aderem A, Ulevitch RJ (2000) Toll-like receptors in the induction of the innate immune response. Nature 406:782–787
2. Beutler B, Milsark IW, Cerami AC (1985) Passive immunization against cachectin/tumor necrosis factor protects mice from lethal effect of endotoxin. Science 229:869–871
3. Bouchon A, Dietrich J, Colonna M. (2000) Cutting edge: Inflammatory responses can be triggered by TREM-1, a novel receptor expressed on neutrophils and monocytes. J Immunol 164:4991–4995

4. Bouchon A, Facchetti F, Weigand MA, Colonna M (2001) TREM-1 amplifies inflammation and is a crucial mediator of septic shock. Nature 410:1103–1107
5. Calandra T, Echtenacher B, Roy DL et al. (2000) Protection from septic shock by neutralization of macrophage migration inhibitory factor. Nat Med 6:164–170
6. Hoffmann JA, Kafatos FC, Janeway CA, Ezekowitz RA (1999) Phylogenetic perspectives in innate immunity. Science 284:1313–1318
7. Lander ES et al. (2001) Initial sequencing and analysis of the human genome. Nature 409:860–921
8. Medzhitov R, Preston-Hurlbert P, Janeway CA Jr (1997) A human homologue of the Drosophila Toll protein signals activation of adaptive immunity. Nature 3888:394–397
9. Ohlsson K, Bjork P, Bergenfeldt M, Hageman R, Thompson RC (1990) Interleukin-1 receptor antagonist reduces mortality from endotoxin shock. Nature 348:550–552
10. Poltorak A, He X, Smirnova I et al. (1998) Defective LPS signaling in C3H/HeJ and C57BL/10ScCr mice mutations in TLr4 gene. Science 282:2085–2088
11. Stone R (1994) Search for sepsis drugs goes on despite past failures. Science 264:365–367
12. Venter JC et al. (2001) The sequence of the human genome. Science 291:1304–1351
13. Wang H, Bloom O, Zhang M et al. (1999) HMG-1 as a late mediator of endotoxin lethality in mice. Science 285:248–251

KAPITEL 3

Scoresysteme bei Sepsis und ihre Wertigkeit für die Stratifizierung von Patienten mit Gerinnungsstörungen und Sepsis

G. Deutschinoff, C. Friedrich, R. Markgraf und T. Scholten

In verschiedenen Bereichen der Medizin werden Scoresysteme seit längerem zur quantitativen Erfassung von Befunden eingesetzt. So dient z. B. der Apgar-Score der Beurteilung der Vitalität des Neugeborenen, der Glasgow-Coma-Score wird zur Abschätzung des Schweregrades einer Bewusstlosigkeit herangezogen.

In der Intensivmedizin führte vor allem die Schwierigkeit, allein aufgrund des klinischen Bildes oder nur anhand von Einzelparametern bei intensivpflichtigen Patienten objektive Aussagen zu Schweregrad und Prognose zu treffen, zur Entwicklung von verschiedenen Scoresystemen. Diese sollen durch eine Zusammenfassung von Einzelwerten eine globalere, quantitative Aussage zum Schweregrad der Erkrankung eines Patienten ermöglichen [27].

Parameter in Scoresystemen

Scoresysteme werten eine unterschiedliche Anzahl von leicht erfassbaren physiologischen (z. B. mittlerer arterieller Druck, Puls- und Atemfrequenz) und biochemischen (z. B. Kreatinin, Bilirubin, Bicarbonat) Parametern je nach ihrer Ausprägung und ordnen ihnen einen unterschiedlich hohen Punktwert zu. Hierbei liegt die Hypothese zugrunde, dass ein höherer Grad der Abweichung vom Normwert mit einem höheren Schweregrad der Erkrankung und somit mit einer schlechteren Prognose einhergeht oder die zur Therapie notwendigen Maßnahmen den Schweregrad reflektieren. Zusätzlich werden Vorerkrankungen, das Alter und die zur Aufnahme führende Diagnose in einige Scores mit einbezogen.

Die aufaddierten Punktewerte werden schließlich als Score bezeichnet. Dabei werden die einzelnen erhobenen Variablen gewichtet, wobei die Gewichtungsfaktoren nach Methoden der logistischen Regression ermittelt werden. Aus dem ermittelten Gesamtwert lässt sich nach nachstehender Formel die Prognose dieser Patientengruppe ermitteln.

$$\text{logit} = \beta_0 + \beta_1 (\text{Score}) + \beta_2 [\ln (\text{Score} + 1)]$$

$$\Pr(y = 1/\text{logit}) = \frac{e^{\text{logit}}}{1 + e^{\text{logit}}}$$

Mit einem Score lassen sich im Idealfall Stratifikationen von Patientengruppen festlegen sowie Aussagen zu Qualitätssicherung, Kosten-Nutzen-Analysen und Beurteilungen des Leistungsaufwandes treffen.

Unter den Scoresystemen können therapieorientierte, physiologisch-biochemisch orientierte und gemischte Scores unterschieden werden [34].

Anfangs- und Endpunkte in Scoresystemen, Erhebungszeiträume, Einschlusskriterien

Der Aufnahmetag auf die Intensivstation ist im Allgemeinen der Beginn des Untersuchungszeitraumes. Der Score selbst wird zumeist am ersten Tag des Intensivaufenthalts erhoben, hierbei werden diejenigen Daten, die im Verlauf dieses Tages die größte Abweichung vom gesetzten Normwert zeigen, erfasst und zu Scorepunkten umgerechnet. Zur Verlaufsbeobachtung werden die Scores an aufeinander folgenden Tagen beim gleichen Patienten berechnet und miteinander verglichen. Die Krankenhaus- oder Intensivstationssterblichkeit als binärer Endpunkt wird in den meisten Scoresystemen als Ergebnisvariable definiert.

Wesentlich ist es, dass alle Patienten in die Erhebung eingeschlossen werden, um einen so genannten „selection-bias", d.h. einen Einfluss auf die Untersuchung durch eine Vorselektion der Patienten, zu unterbinden [12, 17]. Ausgeschlossen wurden in den Evaluationsuntersuchungen zu den hier untersuchten Scoresystemen häufig Verbrennungspatienten, Patienten unter 16 (SAPS II und MPM II: unter 18) Jahren, Patienten, die zu keinem Zeitpunkt eine stabile Zirkulation aufwiesen, Patienten nach kardiochirurgischen Eingriffen und Patienten, die sich zum Ausschluss eines Herzinfarktes auf der Intensivstation befanden.

Methodisch lassen sich mehrere Formen von Scoresystemen unterscheiden (s. folgende Übersicht).

> **Scoresysteme nach messmethodischen Parametern**
>
> Therapieorientierte Scores:
> Therapeutic Intervention Scoring System (TISS) 76
> Therapeutic Intervention Scoring System (TISS) 28
> Nine Equivalents of Nursing Manpower Use Score (NEMS)
> Physiologisch-biochemisch orientierte Scores:
> Acute Physiology and Chronic Health Evaluation (APACHE) I, II, III
> Simplified Acute Physiology Score (SAPS) I, II
> Multiple Organ Dysfunction Score (MODS)
> Logistic Organ Dysfunction Score (LODS)
> Sequential Organ Failure Assessment (SOFA)
> Trauma-Scores:
> Revised Trauma Score (RTS)
> Injury Severity Score (ISS)
> Trauma-Injury Severity Score (TRISS)
> Spezial-Scores:
> Disseminated Intravascular Coagulation (DIC) Score
> Gemischte Scores:
> Mortality Prediction Model (MPM) I, II

Validierung von Scoresystemen

Kriterien für die Validierung der Qualität von Scores wurden 1993 durch die RAND-Konsensus-Konferenz vorgeschlagen. Es herrscht inzwischen Übereinstimmung, dass sowohl Diskriminationsfähigkeit eines Scores als auch Kalibrierung überprüft werden müssen [10, 33].

Die Diskriminationsfähigkeit oder die Fähigkeit des Modells, zwischen einem Patienten, der versterben, und einem Patienten, der überleben wird, zu unterscheiden, wird gewöhnlich durch die Fläche unter der „receiver operator characteristic curve" (ROC) angegeben. Die ROC zeigt das Verhältnis zwischen Sensitivität und der Rate an falsch-positiven Ergebnissen (1-Spezifität) für verschiedene Entscheidungsgrenzen des zu testenden Scorewertes. Die Fläche unter der Kurve ist als Ausdruck der Diskriminationsfähigkeit des Scores eine gute Zusammenfassung der Vorhersagequalität (Abb. 3.1; [23]).

Die Kalibrierung eines Scores vergleicht die tatsächliche Mortalität mit der vorhergesagten innerhalb festgelegter Risikostrata. Die am meisten angewandte Methode hierfür ist der „Hosmer-Lemeshow goodness-of-fit test". Hierbei werden 10 Risikostrata gebildet und die vorhergesagten mit den tatsächlichen

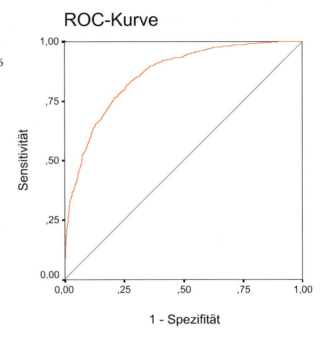

Abb. 3.1. ROC-Kurve für APACHE III, erhoben für 4821 Patienten. Die Fläche unter der ROC beträgt 0,86 (0,847–0,873)

Werten verglichen. Grafisch kann dies über eine Kalibrierungskurve anschaulich gemacht werden (Abb. 3.2; [11, 19]).

Die standardisierte Mortalitätsrate ist von einer großen Anzahl von Autoren als Maßzahl für die Behandlungsqualität oder die Übereinstimmung zwischen vorhergesagter und tatsächlicher Mortalität benutzt worden. Um sie zu berechnen, wird die tatsächliche Anzahl verstorbener Patienten durch die vom Score vorhergesagte geteilt und für den Quotienten ein Konfidenzintervall berechnet. Weicht der Quotient vom Wert 1 ab, so wird entweder eine bessere oder schlechtere Behandlungsqualität angenommen als bei dem Vergleichskollektiv, das dem Score zugrunde liegt [29].

Moreno hat in einer Arbeit über ein Patientenkollektiv der European North American Study Group (ENAS) ein zusätzliches Verfahren, den „uniformity of fit", überprüft. Dieses Verfahren prüft die standardisierte Mortalitätsrate und zusätzlich auch andere Parameter wie die ROC für diagnostische Subgruppen.

Hierbei wurde bei einem großem Vergleichskollektiv eine Misskalibrierung des SAPS II für eine Reihe von diagnostischen Subgruppen der untersuchten Intensivpatienten festgestellt [24].

Mehrere Arbeiten konnten inzwischen zeigen, dass Scoresysteme nicht ohne Beachtung der Subgruppen angewandt werden können. Insbesondere bei

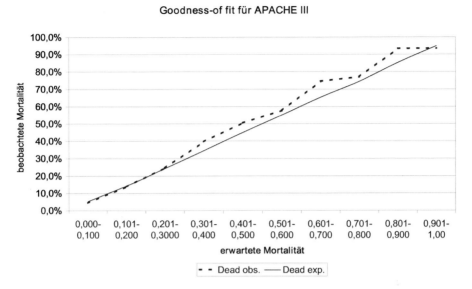

Abb. 3.2. Gegenüberstellung der tatsächlichen (*gestrichelte Linie*) und der erwarteten Mortalität (*durchgezogene Linie*) für APACHE III an einem Kollektiv von 4821 Patienten

größeren Abweichungen der diagnostischen Gruppen des „case-mix" ist die Aussagekraft des Scoresystems erheblich vermindert.

In einer Studie zum APACHE III von Zimmermann und Mitarbeitern an 42.950 Patienten zeigte der APACHE III eine gute Diskriminationsfähigkeit (Fläche unter der ROC 0,89) und keinen Unterschied zwischen vorhergesagter und tatsächlicher Mortalität (12,27 vs. 12,35%). Jedoch war die Kalibrierung wie in vorhergegangenen Untersuchungen schlecht, und es lagen statistisch signifikante Unterschiede in der vorhergesagten und tatsächlichen Mortalität für eine Vielzahl von Subgruppen von Patienten wie beispielsweise solchen, die einen Herzstillstand, eine Urosepsis oder eine Subarachnoidalblutung hatten, vor. Zusätzlich hatten Patienten in der Mortalitätsprognosegruppe zwischen 10 und 40% für ein intrahospitales Versterben eine signifikant höhere tatsächliche Mortalität als vom Score vorhergesagt [39].

Es gibt eine Reihe von Erklärungen für die schlechte Kalibrierung an unabhängigen Patientenkollektiven, von denen einige im Folgenden erläutert werden.

Diagnostische Kategorien und Case Mix

Der Case Mix hat einen ausgeprägten Einfluss auf die Qualität von Scoresystemen. Knaus hat in einer Arbeit hierzu demonstriert, dass die Aufnahmediagnose mehr als 13% der Krankenhausmortalität zu erklären vermag [15, 16]. In ihrer Arbeit hat Rowan eine große Variation in Mortalität und standardisierter Mortalität zwischen Intensiveinheiten in Großbritannien gefunden. Diese konnten jedoch nach einer Anpassung für den Case Mix eliminiert werden [31, 32]. Vergleichbare Ergebnisse haben Untersuchungen von Knaus zur Mortalität von Intensivpatienten mit Urosepsis und Sepsis aus anderer Ursache erbracht [14]. Auch in einer aktuellen Studie zum APACHE III von Zimmermann zeigte sich trotz der in diesem Score vorhandenen diagnosespezifischen Koeffizienten eine vom Score unterschätzte Mortalitätsrate für Patienten mit Urosepsis [39]. Vergleichbare Ergebnisse hat Moreno für SAPS II und MPM II vorgelegt [25]. In unseren eigenen Daten fanden wir eine deutliche Abweichung der Mortalität von der vom Score prognostizierten für die Gruppe der Sepsispatienten und zusätzlich entgegengesetzte Trends bei den Subgruppen von Patienten mit Urosepsis und Sepsis anderer Ursache für SAPS II und APACHE III (Abb. 3.3).

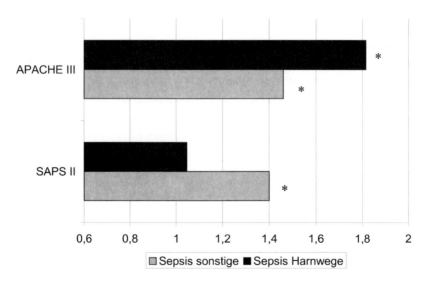

Abb. 3.3. Standardisierte Mortalitätsraten für 130 Patienten mit schwerer Sepsis. Signifikante Abweichungen vom Konfidenzintervall von 95% sind mit einem *Stern* gekennzeichnet

Lead Time Bias und Herkunft der Patienten

Der „lead time bias" betrifft die unterschiedlichen Zeitpunkte in der Erfassung der für den Score erforderlichen Variablen während unterschiedlicher Zeitpunkte im Verlauf der Erkrankung des Patienten. Da die am weitesten vom Normalwert abweichenden Parameter entweder zum Zeitpunkt der Aufnahme auf die Intensivstation oder während der ersten 24 Stunden dort erfasst werden, hat die Vorbehandlung – ob auf der Normalstation oder sogar in einer anderen Klinik – einen erheblichen Effekt auf den kumulativen Score und den dadurch ausgedrückten Schweregrad der Erkrankung.

Unterschiede in der Vorbehandlung, die zur Korrektur von physiologischen Variablen führen, die zur Berechnung des Scores herangezogen werden, können bislang nicht ausreichend kontrolliert werden. Insbesondere, wenn für unterschiedliche Patientenkollektive ebenso unterschiedliche Vorbehandlungen durchgeführt werden, kann dies zu erheblichen Verzerrungen in der Bewertung durch den Score führen [6]. Krankenhäuser der Maximalversorgung therapieren typischerweise eine ganze Anzahl von Patienten mit schweren Krankheitsbildern wie beispielsweise dem septischen Schock, die bereits in kleineren Häusern vorbehandelt wurden. Da es sich hierbei hauptsächlich um Patienten handelt, die auf eine Therapie bisher nicht angesprochen haben, wird deren Verlauf schlechter sein als vom Score vorhergesagt. Ebenso scheint der Ort, von dem die Patienten aufgenommen werden, selbst bereits ein starker Prädiktor der Sterblichkeit zu sein. Escare u. Kelley haben gezeigt, dass die Mortalitätsraten von Patienten, die aus einer Notaufnahme stammten, gut mit einer vorhergesagten Mortalitätsrate des APACHE II übereinstimmten, wohingegen der Score systematisch die Mortalitäten von Patientenkollektiven unterschätzte, die auf der Normalstation, auf Wachstationen oder in anderen Krankenhäusern vorbehandelt wurden [7].

Entlassungsart und -modalitäten

Es liegt auf der Hand, dass die Art der Entlassung einen erheblichen Einfluss auf die Mortalitätsrate haben kann. Wenn die entlassende Klinik den Zeitpunkt der Entlassung aus ihrer Behandlung als Endpunkt definiert, so muss dies nicht unbedingt bedeuten, dass dieser Zeitpunkt auch mit dem Ende der Erkrankung der untersuchten Patienten übereinstimmt. In einer Untersuchung von Sirio an mehr als 100.000 Patienten wurde belegt, dass eine Abnahme der standardisierten Mortalitätsrate bei Patienten mit höheren Scorewerten durch die Verlegung in spezialisierte Pflegeheime erzielt wurde [36]. Eine Vielzahl von Untersuchungen hat einen Zeitpunkt von 28 Tagen nach Beginn der Untersuchung – das heißt nach Erhebung des Scores – als Endpunkt definiert. Unklar ist aber, ob dieser relativ kurze Zeitrahmen insbesondere bei Patienten mit sehr schweren Krankheitsbildern wie Sepsis oder DIC nicht noch von einem deutlich längeren Zeitintervall gefolgt wird, innerhalb dessen noch eine erhebliche krankheitsbedingte Mortalität vorliegt [26, 28].

Die Frage, ob nicht auch die erkrankungsbedingte Morbidität und Lebensqualität erfasst werden können, ist bisher nur in wenigen Untersuchungen verfolgt worden [22].

Datenqualität

Unterschiede, die nicht nur medizinische Definitionen, sondern auch die Festlegung von Krankheitsbildern betreffen, resultieren in einer Intra- und Interobservervariabilität. Insbesondere das Fehlen von Basisdefinitionen einiger Variablen, die in diesen Modellen benutzt werden, macht dies anschaulich. Fery-Lemonnier hat in einer Arbeit zu APACHE II und SAPS II eine deutliche Interobservervariabilität bei der Erhebung dieser Scores gezeigt [8]. Insbesondere die Mehrdeutigkeit von Definitionen, Fehler bei der Übersetzung und die Umwandlung in SI-Einheiten führten hier zu Abweichungen. Die Glasgow-Coma-Scale beinhaltet einen erheblichen Anteil an den für Scoresysteme relevanten Informationen und trägt maßgeblich zur Einteilung des Schweregrades einer Erkrankung bei. Aber gerade hier zeigt es sich, dass bei intubierten und sedierten Patienten ein erheblicher Interpretationsspielraum für den die Daten Erhebenden vorliegt.

Zusätzlich ist noch zu beachten, dass fehlende Daten einen erheblichen Einfluss auf den Gesamt-Score haben können, da sie als Normalwerte und somit als „0" im Score gewertet werden [3, 20].

Ob sich derartige Probleme mit eigens hierfür eingesetzten Dokumentaren umgehen lassen, ist derzeit noch in der Diskussion. Sicher ist, dass Unterschiede in den verfügbaren Ressourcen und der Enthusiasmus der Datensammler einen wesentlichen Effekt auf den Scorewert haben können [37].

Andere Faktoren

Es ist wahrscheinlich, dass die Dauer des Derangements eines physiologischen Parameters ebenso wie das Ansprechen auf eine spezielle Therapie unabhängig vom Schweregrad den Verlauf einer Erkrankung bestimmen [35]. Ein Patient mit einem Blutdruck von 80/40 mmHg, der gut auf einen Volumenersatz anspricht, wird vermutlich einen günstigeren Verlauf haben als ein Patient, dessen Erkrankung gegenüber allen Maßnahmen refraktär ist. Trotzdem werden beide Patienten identische Scorewerte für die Zirkulation erhalten. Zusätzlich können darüber hinaus noch weitere Faktoren vorliegen, die gegenwärtig überhaupt nicht von den Scoresystemen gemessen werden. Der Wandel im Patientenkollektiv der Intensivstation, neue Therapien und Behandlungsformen sowie neue Erkenntnisse über pathophysiologische Zusammenhänge tragen außerdem zum „Veralten" der Scoresysteme bei [38]. Ob insbesondere neuere Scoresysteme, wie beispielsweise der LODS, die das Ausmaß der Organdysfunktion zu quantifizieren versuchen, der Tatsache gerecht werden, dass es sich beim Patientenkollektiv der Intensivstationen um eine älter werdende Patientenpopulation mit einer großen Anzahl von Vorerkrankungen und vorbestehenden Organschäden handelt, die das Behandlungsergebnis in großem Maße beeinflussen können, ist gegenwärtig noch Ziel der Forschung [1, 2].

Scoresysteme und ihr Einsatz für die Stratifizierung von Patienten mit Sepsis

Ein wesentliches Problem bei der Risikostratifizierung von Patienten mit Sepsis ist die Tatsache, dass bisher nur unzureichende Definitionen für das Vorliegen einer Sepsis bestehen [5]. Zusätzlich wird mit dem Begriff der Sepsis ein sehr heterogenes und polyätiologisches Krankheitsbild beschrieben. Scoresysteme zeigen hier zum Teil erhebliche Misskalibrierungen. In einer Untersuchung zu SAPS II und MPM II hat Moreno gezeigt, dass zwar der SAPS II, jedoch nicht der MPM II bezüglich der Mortalitätsprognose von Sepsispatienten Übereinstimmung zeigte [25]. Das Sterberisiko der Patienten kann zudem je nach Ursache der Sepsis erheblich voneinander abweichen. Knaus hat in einer Untersuchung zu reinen Mortalitätsraten bei der Sepsis einen signifikanten Unterschied zwischen der Sterblichkeit von Patienten mit Urosepsis und solchen mit einer Sepsis anderer Ursache gefunden [14], diese Ergebnisse sind in einer groß angelegten Studie von Rivera-Fernández zum APACHE III bestätigt worden [30]. Entsprechend treten bei der Untersuchung solcher Patientenkollektive Probleme bezüglich der Kalibrierung von Scoresystemen zutage. Zimmermann hat bei der Validierung des APACHE III zusätzlich noch eine deutliche Unterschätzung des Mortalitätsrisikos für Patienten mit Urosepsis gefunden [39].

Strategien, um Scoresysteme für die Stratifikation von Patienten mit Sepsis einsetzbar zu machen

Eine Reihe von Autoren hat bereits erkannt, dass Scoresysteme bei Patienten mit speziellen Krankheitsbildern wie der Sepsis aufgrund der Selektion des Patientenkollektives erhebliche Einschränkungen bezüglich ihrer Validität erfahren. Le Gall und Lemeshow haben aus diesem Grunde für SAPS II und MPM II die Koeffizienten der logistischen Regressionsformel neu berechnet, um eine bessere Übereinstimmung zwischen vorhergesagter und tatsächlicher Mortalität für Patienten mit Sepsis zu erzielen [18]. Dieser Vorgang, der im englischen Sprachgebrauch als „customization" bezeichnet wird, kann somit ohne Erhebung neuer Parameter oder ohne Entwicklung eines neuen Scores vollzogen werden. Vergleichbar ist Knaus bei der Entwicklung eines neuen Models für die Prognostizierung des 28-Tage-Überlebens aus der Datenbasis von APACHE Medical Systems (AMS) vorgegangen [13]. Wesentlich scheint es aber, dass auch ein solcher angepasster Score nicht ohne Überprüfung seiner Qualität auf ein differentes Patientenkollektiv übertragen werden kann und zusätzlich auch der „uniformity of fit" für diagnostische Subgruppen nicht verbessert wird [21].

Der Überlegung, dass Sepsis und Organdysfunktion häufig erst im Verlauf einer Intensivtherapie auftreten, wurde durch Modelle Rechnung getragen, die täglich einen Score bestimmen. Insbesondere die Diskriminationsfähigkeit dieser Modelle sollte hierdurch verbessert werden. Unklar ist aber bislang, ob der hierdurch erforderliche höhere Aufwand im Vergleich zu Systemen, die nur am Aufnahmetag erhoben werden, wirklich gerechtfertigt ist.

Welches Scoresystem für Patienten mit Sepsis?

Gegenwärtig kann aufgrund der oben angeführten Probleme und der enormen Schwierigkeiten und Kosten, die Multicenterstudien haben, sicherlich keine Empfehlung für die Einführung eines bestimmten Scoresystems gegeben werden. Die gegenwärtig laufenden Bemühungen innerhalb der Bundesrepublik

Deutschland untersuchen allgemeine Scores wie SAPS II und MPM II, aber auch SOFA als sequentielles Scoresystem. Diese Untersuchungen dienen jedoch zunächst vorwiegend der Evaluation von Instrumenten zur Qualitätssicherung in der Intensivmedizin. Ob sich bei der Anlage dieser Untersuchungen auch Schlüsse oder sogar eine Übereinkunft auf ein Scoresystem als Stratifikationsinstrument für Studien oder die klinische Anwendung neuer, aber kostenintensiver Therapien bei Sepsispatienten gewinnen lassen, ist zumindest gegenwärtig noch offen. Dabei sind Scoresysteme in ihrer Prognoseaussage aber nicht vermeintlich objektiven physiologischen bzw. biochemischen Parametern unterlegen [9].

Noch wichtiger scheint es aber zu sein, darauf hinzuweisen, dass sowohl zur Vergleichbarkeit von Studienergebnissen als auch zur Vereinfachung und Standardisierung ein einziges Scoresystem verwandt wird [5].

Wie kann man Scoresysteme bei Patienten mit Sepsis verwenden?

Cohen hat in einem Aufsatz, der in Zusammenarbeit mit der UK Medical Research Council International Working Party entworfen wurde, vorgeschlagen, Scoresysteme zur Stratifikation von Sepsispatienten für Patientenstudien oder die klinische Anwendung von Therapien zu nutzen. Insbesondere die Überlegungen, dass ein bestimmter Anteil von Patienten trotz einer bestimmten Intervention versterben wird und ein anderer nicht krank genug sein wird, um von einer Intervention zu profitieren, bestimmten Cohens Vorschlag [5]. Ob Scoresysteme im Individualfall überhaupt in der Lage sein werden, für Einzelpatienten eine Prognose mit ausreichender Sicherheit zu treffen, muss sicherlich als extrem umstritten angesehen werden [4]. Zusätzlich steht jedoch noch die Frage offen, ob nicht gerade jene Patienten, die die höchsten Risiken aufweisen, auch am meisten von einer Therapie profitieren. Lediglich randomisierte kontrollierte Studien können jedoch solche Patientengruppen identifizieren, sodass nicht von vornherein bestimmte Patientenkollektive anhand eines Scores von einer Studie oder Therapie ausgeschlossen werden können. Es muss auch fraglich bleiben, ob ein Verzicht auf eine Mortalitätsprädiktion – und somit ausschließlich der Einsatz eines Scorewertes – Vorteile bringen würde. Insbesondere da die Mortalität nicht linear, sondern in Form einer Sigmakurve dem Score folgen würde, würden Vergleiche zwischen Studien erheblich erschwert, ohne dass der in Kauf genommene Informationsverlust eine Verbesserung der Qualität des Scores bringen würde (Abb. 3.4).

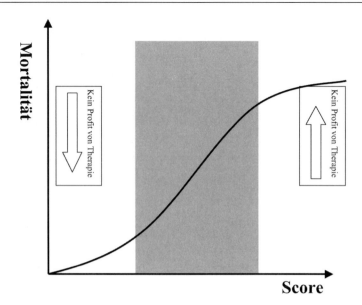

Abb. 3.4. Scorewert und Mortalität. Es wird angenommen, dass bis zu einem bestimmten Scorewert kein Effekt einer Therapie besteht, da die Patienten auch ohne diese genesen, und dass ab einem bestimmten Scorewert die Erkrankung nicht mehr von der Therapie beeinflusst werden kann

Auch muss die Tatsache Berücksichtigung finden, dass Scoresysteme nur für Gruppen von Patienten validiert werden können und gegenwärtig der Forschungsstand ihre Verwendung zur Qualitätssicherung und zur Patientenstratifikation nur mit extremer Vorsicht und Sorgfalt erlaubt.

Zusammenfassend bleibt festzuhalten, dass Scoresysteme, obwohl sie es erlauben, zeitliche Trends bezüglich Schweregrad einer Erkrankung und Mortalität innerhalb bestimmter Patientenkollektive, beispielsweise innerhalb einer Intensivstation oder zwischen verschiedenen Patientenkollektiven, zu untermauern, bislang noch grobe und noch nicht ausreichend entwickelte Messinstrumente sind. Die Interpretation ihrer Ergebnisse muss mit der gebotenen Vorsicht erfolgen und insbesondere äußere Einflussfaktoren auf die Qualität des Ergebnisses müssen berücksichtigt werden.

Literatur

1. Angus DC (1998) Discourse on method: Measuring the value of new therapies in intensive care. In: Vincent JL (ed) Yearbook of intensive care and emergency medicine. Springer, Berlin Heidelberg New York Tokyo, p 263–79.
2. Angus DC, Schmitz RJ (2000) Current and projected workforce requirements for care of the critically ill and patients with pulmonary disease – Can we meet the requirements of an aging population? JAMA 284:2762–2770
3. Bastos PG, Sun X, Wagner DP, Knaus WA, Zimmermann JE (1996) Application of the APACHE III prognostic system in Brazilian intensive care units: A prospective multicenter study. Intensive Care Med 22(6):564–570
4. Carlet J, Montuclard L, Garrouste-Oregas M (2001) Disaggregating data: From groups to individuals. In: Sibbald WJ (ed) Evaluating critical care. Update in intensive care and emergency medicine, vol 35. Springer, Berlin Heidelberg New York Tokyo, p 309–320
5. Cohen J, Guyatt G, Bernard GR et al. (2001) New strategies for clinical trials in patients with sepsis and septic shock. Crit Care Med 29(4):880–885
6. Dragstedt L, Jorgensen J, Jensen NH (1989) Interhospital comparisons of patients outcome from intensive care: Importance of lead time bias. Crit Care Med 17:418–422
7. Escare JJ, Kelley MA (1990) Admission source to the medical intensive care unit predicts hospital death independent of the APACHE II score. JAMA 264:2389–2394
8. Fery-Lemonnier E, Landais P, Loirat P, Kleinknecht D, Brivet F (1995) Evaluation of severity scoring systems in ICUs–translation, conversion and definition ambiguities as a source of inter-observer variability in Apache II, SAPS and OSF. Intensive Care Med 21(4):356–360
9. Friedland JS, Porter JC, Daryanani S et al. (1996) Plasma proinflammatory cytokine concentrations, Acute Physiology and Chronic Health Evaluation (APACHE) III scores and survival in patients in an intensive care unit. Crit Care Med 24(11):1775–1781
10. Hadorn DC, Keeler EB, Rogers WH (1993) Assessing the performance of mortality prediction models. Rand, Santa Monica
11. Hosmer DJ, Lemeshow S (1989) Model-building strategies and methods for logistic regression. In: Hosmer DJ, Lemeshow S (eds) Applied logistic regression. John Wiley & Sons, New York, p 82–134
12. Knaus WA, Draper EA, Wagner DP (1989) The development of APACHE III, Crit Care Med 17(Suppl 12):169–219
13. Knaus WA, Harrell FE, Fisher CJ Jr et al. (1993) The clinical evaluation of new drugs for sepsis. A prospective study design based on survival analysis. JAMA 270(10):1233–1241
14. Knaus WA, Sun X, Nystrom PO, Wagner DP (1992) Evaluation of definitions for sepsis. Chest 101(6):1656–1662
15. Knaus WA, Wagner DP, Draper EA et al. (1991) The APACHE III prognostic system. Risk prediction of hospital mortality for critically ill hospitalized adults. Chest 100(6):1619–1636
16. Knaus WA, Wagner DP, Zimmermann JE, Draper EA (1993) Variations in mortality and length of stay in intensive care units. Ann Intern Med 118(10):753–761
17. Lamb FJ, Rhodes A, Bennett ED (1997) Can intensive care units be compared? In: Vincent JL (ed) Yearbook of intensive care and emergency medicine. Springer, Berlin Heidelberg New York Tokyo, p 896–905

18. Le Gall JR, Lemeshow S, Leleu G et al. (1995) Customized probability models for early severe sepsis in adult intensive care patients. JAMA 273(8):644-650
19. Lemeshow S (1988) Refining intensive care unit outcome prediction by using changing probablities of mortality. Crit Care Med 16(5):470-477
20. Markgraf R, Deutschinoff G, Pientka L, Scholten T (2000) Comparison of acute physiology and chronic health evaluations II and III and simplified acute physiology score II: A prospective cohort study evaluating these methods to predict outcome in a German interdisciplinary intensive care unit. Crit Care Med 28(1):26-33
21. Markgraf R, Deutschinoff G, Pientka L, Scholten T, Lorenz C (2001) Performance of the score systems Acute Physiology and Chronic Health Evaluation. Crit Care 5(1):31-36
22. McLauchlan GH, Anderson ID, Grant IS, Fearson KCH (1995) Outcome of patients with abdominal sepsis treated in an intensive care unit. Br J Surg 82:524-529
23. Metz CE (1978) Basic principles of ROC analysis. Sem Nuc Med 8(4):283-298
24. Moreno R, Apolone G (1997) Impact of different customization strategies in the performance of a general severity score. Crit Care Med 25(12):2001-2008
25. Moreno R, Apolone G, Miranda DR (1998) Evaluation of the uniformity of fit of general outcome prediction models. Intensive Care Med 24:40-47
26. Perl TM, Dvorak L, Hwang T, Wenzel RP (1995) Longterm survival and function after suspected Gram-negative sepsis. JAMA 274:338-345
27. Pilz G, Werdan K (1989) Scoresysteme in der Intensivmedizin. Internist 30:82-87
28. Quartin AA, Roland MH, Kett DH, Peduzzi PN (for the Department of Veterans Affairs Systemic Sepsis Cooperative Study Group) (1997) Magnitude and duration of the effect of sepsis on survival. JAMA 277:1058-1063
29. Rapoport J, Teres D, Lemeshow S, Gehlbach S (1994) A method for assessing the clinical performance and cost-effectiveness of intensive care units: A multicenter inception cohort study. Crit Care Med 22(9):1385-1391
30. Rivera-Fernández R, Vázquez-Mata G, Bravo M, Zimmermann JE, Wagner D, Knaus W (1998) The APACHE III prognostic system: Customized mortality predictions for Spanish ICU patients. Intensive Care Med 24:574-581
31. Rowan KM, Kerr JH, Major E, McPherson K, Short A, Vessey MP (1993) Intensive Care Society's APACHE II study in Britain and Ireland – II: Outcome comparisons of intensive care units after adjustment for case mix by the American APACHE II method. BMJ 307:977-981
32. Rowan KM, Major E, McPherson K, Short A, Vessey MP (1993) Intensive Care Society's APACHE II study in Britain and Ireland – I: Variations in case mix of adult admissions to general intensive care units and impact on outcome. BMJ 307:972-977
33. Rue M (1997) Statistical issues related to applying severity models. Curr Op Crit Care 3:175-178
34. Schuster HP (1988) Hypothese: Score-Systeme optimieren die Intensivmedizin. Med Klin 83(2):68-72
35. Silva AM, Nap RE, Miranda DR (1999) Monitoring adverse events in the ICU and patient outcome. Intensive Care Med 25(S1):S46
36. Sirio CA, Rotondi AJ (1999) Community-wide assessment of intensive care outcomes using a physiologically based prognostic measure: Implications for critical care delivery from Cleveland health quality choice. Chest 115(3):793-801
37. Suistomaa M Ruokonen E (2000) Sampling rate causes bias in APACHE II and SAPS II scores. Intensive Care Med 26(12):1727-1729

38. Zimmermann JE, Draper EA, Wagner DP (2001) Comparing ICU populations: Background and current methods. In: Sibbald WJ, Bion JF (eds) Evaluating critical care. Update in intensive care and emergency medicine, vol 35. Springer, Berlin Heidelberg New York Tokyo, p 121–139
39. Zimmermann JE, Wagner DP, Draper EA, Wright L, Alzola C, Knaus WA (1998) Evaluation of acute physiology and chronic health evaluation III predictions of hospital mortality in an independent database. Crit Care Med 26(8): 1317–1326

KAPITEL 4
Was kostet die hämostaseologische Therapie?

I. Krämer

Da „hämostaseologische Therapie" ein zusammenfassender Begriff für verschiedene Therapien ist, kann es ohne Begriffsdefinition keine eindeutige Antwort auf die Frage nach den Kosten geben. Eine Literaturrecherche in Medline (1995–2001) mit den Suchbegriffen „hemostaseology" and „cost analysis" erbrachte folglich auch lediglich 2 Treffer. Dabei handelt es sich einerseits erwartungsgemäß um eine sozioökonomische Darstellung der Hämophilietherapie, von den in dieser Thematik profilierten Autoren Sucsz, Schramm et al. [31], und andererseits um eine Publikation von Taborski et al. [32] zur Kosteneffektivität des Selbstmanagements der Antikoagulanzientherapie. Damit sind allerdings auch die Eckpfeiler der Gerinnungstherapie und der damit verbundenen Kosten erfasst, nämlich die Gerinnungsförderung, insbesondere bei Hämophiliepatienten und die Gerinnungshemmung mit den Schwerpunkten der primären und sekundären Thromboseprophylaxe sowie der Thrombolyse. Weitere Literaturrecherchen ergaben, dass auch die pharmakologisch induzierte Hämostase z. B. mit Aprotinin während herzchirurgischen Operationen [11, 29], autologe Transfusionsverfahren bei chirurgischen Eingriffen [14, 18] und das Screening nach Faktor-V-Leiden [34] unter Kosten- und Ökonomieaspekten bearbeitete Themen der hämostaseologischen Therapie sind. Dagegen wurden Publikationen zur Wirtschaftlichkeit der Behandlung mit Antithrombin nicht gefunden.

Kostenbegriff

Unter Kosten versteht man den bewerteten, sachziel- oder leistungsbezogenen Güterverbrauch. Diese Definition beinhaltet, dass materielle oder immaterielle Realgüter verbraucht werden, der Verbrauch mit Erstellung und Verwertung der betrieblichen Produkte auf das Sachziel/Leistungsziel ausgerichtet ist und die Bewertung des mengenmäßigen Verbrauchs nach einem gewähltem Wertansatz, z. B. Festpreis, Tagespreis oder Anschaffungspreis erfolgt.

Das Leistungsziel ist im Gesundheitswesen beispielsweise die Heilung oder Prävention einer Erkrankung oder die Rehabilitation. Die Analyse und Darstellung der Kosten im Gesundheitswesen macht unbedingt die Angabe der Perspektive erforderlich: Werden die Kosten aus Sicht des Patienten analysiert, aus Sicht des Leistungserbringers, des Kostenträgers oder aus Sicht der Gesellschaft? Letzteres beinhaltet eine Darstellung der volkswirtschaftlichen Kosten, d. h. der Kosten, die nicht vom Verursacher selbst getragen werden, sondern von Dritten oder der Gesellschaft. Kostenanalysen der Krankheitsbehandlung unterscheiden 3 Hauptgruppen von Kosten, die jeweils monetär bewertet werden:

1. Direkte Kosten
   Direkte Kosten entstehen durch den Verbrauch von Ressourcen in Form von Gütern und Leistungen, z. B. Diagnostika, Arzneimittel, ärztliche Leistungen, Pflege, Physiotherapie.
2. Indirekte Kosten
   Indirekte Kosten entstehen durch die Verluste von Ressourcen, z. B. Ausfall menschlicher Arbeitszeit infolge von Krankheit, Invalidität oder Tod oder Verdienstausfälle während Wartezeiten. Hier werden alle Kosten zusammengefasst, die durch Morbidität und Mortalität anfallen, z. B. auch Krankengeld, Arbeitslosengeld, Sozialhilfe.
3. Intangible Kosten
   Intangible Kosten entstehen durch alle konkretisierbaren Nachteile der Therapie. Sie bedeuten üblicherweise Einschränkungen der Lebensqualität, z. B. Schmerzen, unerwünschte Wirkungen oder psychische Belastungen (Angst, Depression etc.).

Kostenanalysen

In den so genannten Krankheitskostenstudien wird ermittelt, welche Kosten für die Gesellschaft durch eine Erkrankung entstehen. Häufig beschränkt man sich dabei auf die Kalkulation der direkten und indirekten Kosten.

Bei der Analyse von direkten Kosten sind Kosten für Personal und Sachleistungen zu berücksichtigen. Im Krankenhaus betragen die Personalkosten 67% der Gesamtkosten und die Sachkosten 33% der Gesamtkosten. Die Hälfte der Sachkosten entfällt auf den medizinischen Bedarf, der nach der Krankenhausbuchführungsverordnung die 66er-Kontengruppe umfasst. Für die Kostenanalyse der hämostaseologischen Therapie sind zwei Kostenarten, nämlich die Kostenart 66000 „Arzneimittel" sowie die Kostenart 66020 „Blut, Blutkonserven und Blutplasma" von Interesse. Die Zuordnung der einzelnen Sachgüter zu den Kostenarten erfolgt nach einem empfohlenen Musterkontenplan, um innerbetriebliche und zwischenbetriebliche Vergleiche zu ermöglichen. Wie aus der statistischen Erhebung der DKG (Tabelle 4.1 [10]) zu ersehen ist, sind die durchschnittlichen, absoluten Kosten pro Pflegetag in deutschen Krankenhäusern für die Kostenarten Arzneimittel bzw. Blutprodukte mit DM 22,63 (1998) bzw. DM 6,66 (1998) moderat. Während der letzten 18 Jahre verdoppelten bzw. verdreifachten sich die Kosten in diesen beiden Kostenarten. Die Personalkosten verdreifachten sich im gleichen Zeitraum.

In Abb. 4.1 sind die Kosten für den medizinischen Bedarf von 4 deutschen Universitätskliniken für das Jahr 2000 dargestellt. Naturgemäß liegen die Kosten für den medizinischen Bedarf in den Universitätskliniken höher als im statistischen Durchschnitt. Innerhalb des medizinischen Bedarfs verursachen die Arzneimittel den größten Kostenanteil (durchschnittlich 4% der Gesamtkosten des Krankenhauses). Die Zuordnung der Kosten für chargenmäßig hergestellte Blutplasmaprodukte wie Faktorenpräparate, Antithrombin, Fibrinkleber und Humanalbumin erfolgt nicht immer konsistent in den Krankenhäusern zur

Tabelle 4.1. Medizinischer Bedarf in DM[a] je Berechnungstag/Pflegetag 1980–1998

Nr.	Kostenarten	Kosten je Berechnungstag (West)			Kosten je Pflegetag (D)			
		1980	1985	1990	1991	1993	1997[b]	1998[b]
1	Arzneimittel	10,08	12,61	15,01	17,22	19,37	21,15	22,63
2	Kosten der Lieferapotheke	–	0,19	0,36	–	–	–	–
3	Blut, Blutkonserven und Blutplasma	2,44	3,44	3,84	4,64	5,67	6,49	6,66
4	Verbandmittel	1,37	1,60	1,95	–	–	2,47	2,47
5	Ärztl./pfleg. Verbrauchsmaterial	2,95	4,55	6,88	7,58	9,45	11,14	11,36
6	Narkose- und sonstiger Operationsbedarf	2,62	3,85	6,15	6,52	8,47	11,01	11,29
7	Bedarf bei Röntgen und Nuklearmedizin	1,84	2,51	3,39	–	–	–	–
8	Laborbedarf	1,97	3,24	4,80	5,43	6,91	8,06	8,45

[a] DM 1,– = € 0,5112.
[b] Ab 1996: Kosten nach dem Nettoprinzip (nur pflegesatzfähige Kosten für die voll- und teilstationären Leistungen).

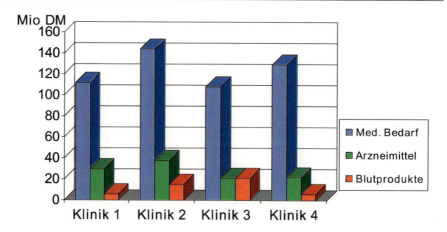

Abb. 4.1. Kosten des medizinischen Bedarfs im Krankenhaus nach Kostenarten in Mio. DM im Jahr 2000. (DM 1,– = € 0,5112)

Kostenart 6602. Bei Kostenvergleichen nach Kostenart pro Pflegetag zwischen Krankenhäusern ist zu berücksichtigen, dass es verbindliche Vorschriften der Zuordnung der einzelnen Produkte zu den Kostenarten nicht gibt. Der Musterkontenplan empfiehlt allerdings, dass Aufwendungen für Blut (z.B. EK, FFP), Blutersatzmittel (z.B. Kolloide, Humanalbumin), Blutgerinnungsfaktoren (z.B. PPSB, Faktor VII, VIII, IX, Fibrinogen) und Immunglobuline vollständig beim Konto 6602 nachzuweisen sind. Bei den Aufwandsstatistiken gilt auch zu berücksichtigen, dass die Bewertung der Kosten für Blutkomponenten unterschiedlich erfolgen kann. Bei Versorgung durch eine externe Blutbank gehen die Rechnungspreise der versorgenden Blutbank in den Aufwand ein. Bei Versorgung durch eine krankenhauseigene Blutbank könnten die Zahlen der internen Leistungsverrechnung oder auch die Kosten der Blutbank Basis der Aufwandsstatistik sein. Selbstverständlich ist bei Betriebsvergleichen auch die Struktur des leistungserbringenden Krankenhauses zu berücksichtigen. So resultieren höhere Kosten für Blutprodukte bei Klinik 3 aus ihrer Funktion als Hämophiliebehandlungszentrum.

Trotz mancher Einschränkungen sind Kostenanalysen der Sachkosten bei der Krankenhausbehandlung sinnvoll und notwendig, um die Kostenschwerpunkte zu kennen und Ressourcen besser einzusetzen. Erst nach Identifizierung der Kostenschwerpunkte sind Optimierungen und Kostensenkungen planbar. Eine routinemäßige Kostenträgerrechnung für den einzelnen Patienten wird derzeit in deutschen Krankenhäusern nicht durchgeführt. Mit den üblichen Behandlungs- und Dokumentationssystemen wäre eine Kostenzuordnung auf den einzelnen Patienten auch mit einem zu hohen Aufwand verbunden. Selbst bei Einführung des DRG-Systems als Entgeltsystem wird man sich voraussichtlich auf die Kostenzuordnung der kostenintensiven A-Artikel zu den einzelnen Patienten beschränken. Aus exemplarischen publizierten Kostenanalysen ist erkennbar, dass die prozentuale Verteilung der Personal- und Sachkosten in kostenintensiven Behandlungsbereichen des Krankenhauses von der oben dargestellten durchschnittlichen Verteilung zu Lasten der Sachkosten abweicht. Beispiele sind die Behandlung von Transplantations-, Intensiv- und Leukämiepatienten. In einer italienischen Untersuchung der Kosten für Operation und Intensivbehandlung von 38 orthotopen Lebertransplantationen wurden die Kosten für Arzneimittel und Blutprodukte als Kostenschwerpunkte identifiziert [3]. Während eines Intensivstationaufenthalts erhöht sich der Aufwand für Arzneimittel von den bereits vergleichsweise hohen 14% auf 24% nach amerikanischen Berichten [19]. Die Analyse der Arzneimittel- und Blutproduktekosten auf 2 Intensivstationen einer deutschen Universitätsklinik mit insgesamt 25 Betten für chirurgische Patienten ergab, dass 67% der Kosten auf 10 Produkte entfielen (Abb. 4.2). 50% der Kosten entfallen auf Blutprodukte [33]. Ähnliche Ergebnisse wurden aus einer anderen chirurgischen Intensivstation berichtet und daraus geschlossen, dass Blutprodukte in die Kostenanalysen von Intensivstationen einbezogen werden müssen [22]. Eine diagnosebezogene Analyse der

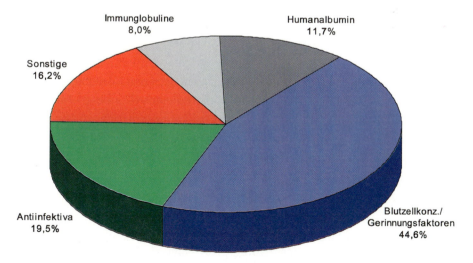

Abb. 4.2. Kostenverteilung Arzneimittel und Blutprodukte auf einer chirurgischen Intensivstation

Kosten erfolgte in diesen Studien nicht, doch stellen die Autoren in Übereinstimmung mit anderen Untersuchungen [9, 20] fest, dass die Sepsis bei chirurgischen Intensivpatienten die kostenintensivste und mit dem höchsten Mortalitätsrisiko behaftete Komplikation darstellt.

Die Kostenanalyse einer Krankheitsbehandlung kann ebenfalls Grundlage einer Optimierung sein. So ergab die retrospektive Kostenanalyse der stationären Behandlung der akuten myeloischen Leukämie von 18 Patienten mit 60 Behandlungszyklen und 1760 Pflegetagen, dass bei den Abteilungspflegesatzrelevanten Kosten die Blutprodukte prozentual die höchsten Einzelkosten verursachten [2]. Die Identifizierung der Thrombozytenkonzentrate als Kostenschwerpunkt führte zu einer Therapieumstellung auf die risikoadaptierte Thrombozytengabe. Unter Berücksichtigung klinischer Parameter (Blutungen, Temperatur) bei der Indikationsstellung müssen deutlich weniger Thrombozytentransfusionen erfolgen – ohne Zunahme der Blutungskomplikationen.

Kostenanalysen nach Indikationsgruppen

Eine gängige Art der Kostenanalyse für Arzneimittel stellt die Analyse nach Indikationsgruppen dar, die auf verschiedenen Ebenen erfolgen kann (Krankenhaus, Abteilung, Station). Betrachtet man die Kostenverteilung für die Blutgerinnung beeinflussende Mittel im Klinikum Mainz im Jahr 2000, überwiegen die Kosten für die Indikationsgruppe Antikoagulanzien (z. B. Antithrombin, Heparine, orale Antikoagulantien [OAK], Thrombolytika, Glykoprotein-IIb/IIIa-Rezeptorantagonisten) die Kosten für die Indikationsgruppe Antihämorrhagika (z. B. Hämostyptika, Fibrinkleber, Faktorenpräparate, PPSB) bei weitem. In Abb. 4.3 wurde innerhalb der Indikationsgruppen nach den Kostenarten unterschieden (66020 „aus Blutplasma gewonnenen Arzneimittel", s. oben). Im ambulanten Bereich kann die Kostenanalyse nach Indikationsgruppen auf Grundlage der Verordnungen zu Lasten der GKV erfolgen. Dort überwiegen die Aufwendungen für Antikoagulanzien die Aufwendungen für Antihämorrhagika noch stärker. Die Indikationsgruppe „Gerinnung" gehört nicht zu den verordnungsstarken Indikationsgruppen (10–90 Millionen Verordnungen pro Jahr; [27]). Allerdings sind die Thrombozytenaggregationshemmer mit 1,9 Millionen Verordnungen im Jahr 1999 die Aufsteiger des Jahres [27]. Während die Verordnung von Heparinen zur ambulanten Thromboseprophylaxe für immobolisierte Patienten in den letzten Jahren stetig zugenommen hat, ist bei den Thrombozytenaggregationshemmern im Jahre 1999 ein sprunghafter, starker Anstieg durch

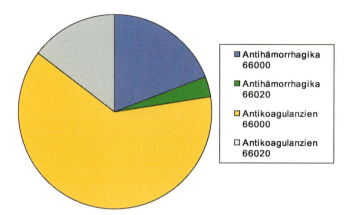

Abb. 4.3. Kostenverteilung der Antihämorrhagika, Antikoagulanzien im Universitätsklinikum Mainz im Jahr 2000

die Markteinführung von Clopidogrel zu verzeichnen. Die gesamte Gruppe der Blutbildungs- und Blutgerinnungsmittel, zu denen die Thrombozytenaggregationshemmer zählen, hatte infolgedessen 1999 den höchsten Umsatzzuwachs. Diese Indikationsgruppe wird im Arzneiverordnungsreport zu den Spezialpräparaten gezählt. Darunter werden die Arzneimittel für spezielle Therapieverfahren zusammengefasst, die in klinischen Zentren zunächst angeordnet werden und nur 1,1% der Verordnungen, aber 13% der Kosten ausmachen. Die Gerinnungsfaktoren finden sich dort im Jahr 1999 mit einer Zahl von 24.800 Verordnungen und einem Umsatz von 46,1 Millionen DM angegeben. Es wird allerdings eingeräumt, dass aufgrund der Nutzung anderer Vertriebs- und Abrechnungsstrukturen als denen der Apotheken nicht alle Verordnungen erfasst sind.

Preisbildung der Arzneimittel für hämostaseologische Therapien

Die Bewertung der verbrauchten Ressourcen erfolgt definitionsgemäß nach einem zu wählenden Wertansatz. Für Arzneimittelaufwendungen im niedergelassenen Bereich werden die eingesetzten Arzneimittel mit den Apothekenverkaufspreisen bewertet. Für Arzneimittelkostenanalysen der stationären Behandlung sind je nach Perspektive unterschiedliche Bewertungen angebracht. Aus der Perspektive des Krankenhauses werden die krankenhausinternen Verrechnungspreise zur Bewertung herangezogen, die von Leistungserbringer zu

Leistungserbringer variieren können. Für den Krankenhausbedarf erfolgt die Preisbildung für Arzneimittel nicht nach der Arzneimittelpreisverordnung, sondern nach marktwirtschaftlichen Regeln.

Insbesondere die Preisbildung für Blutplasmaprodukte ist stark von Angebot und Nachfrage abhängig. Betrachtet man die Angebotsseite, so stellt man als preissteigernde Faktoren das begrenzte Angebot des Rohstoffs Blutspende bzw. Blutplasmaspende und das begrenzte Produktangebot fest. In einer Publikation von 1995 werden die Gestehungskosten für Blut- bzw. Blutbestandteilkonserven mit DM 115,- angegeben [28]. Neuere Werte betragen je nach Produkt DM 136,- (FFP) bzw. DM 170,- oder DM 202,- (EK; [11, 29]). Bei der Fraktionierung ergibt 1 l Poolplasma: 50 ml 25% Humanalbumin (entspricht 62,5 ml 20% Humanalbumin), 180–200 E Faktor VIII, 250–450 E Faktor IX und 2,5 g polyvalente IgG oder Hyperimmunglobuline (Tetanus, Hepatitis, antiD; [8]).

Zur Beschaffung des Rohstoffs muss von den Spenderorganisationen ein hoher Informations- und Werbeaufwand betrieben werden. Beispielsweise sei an den sich jährlich wiederholenden Mangel an Blutspenden während der Urlaubszeit erinnert. Zudem hatten die Hersteller in der letzten Dekade stetig steigende Kosten für Spender- und Spendenauswahl sowie die Herstellung zu tragen. Es waren immer wieder neue, sensitivere und spezifischere Virustests einzuführen und Virusinaktivierungsverfahren zu etablieren. Neben Spendenverlusten durch positive Testergebnisse führten Produktionsausfälle durch Auflagen der Aufsichtsbehörden an die Produktionsstätten zu Produktionsverlusten. Die halbjährige Quarantänelagerung für Blutplasma erforderte zusätzliche Investitionskosten für die Lager plus Energiekosten für den laufenden Betrieb. Inzwischen gibt es bereits Autoren, die davor warnen, dass minimale zusätzliche Sicherheit durch zu hohe zusätzliche Kosten erkauft werde und diese Gelder dann anderen Bereichen des Gesundheitssystems nicht mehr zur Verfügung stünden [24].

Auf der Nachfrageseite ist in der letzten Dekade ein steigender Bedarf von Immunglobulinen durch die Indikationsausweitung auf Autoimmunerkrankungen zu beobachten. Der Bedarf an Immunglobulinen diktiert zurzeit den Bedarf an Plasmafraktionierung. Weltweit ist die Fraktionierungskapazität an Plasma zu gering im Verhältnis zum Immunglobulinbedarf.

In den USA beträgt der jährliche Nachfrageanstieg 9% [8]. Seit 1997 herrscht in den USA ein Mangel an polyvalenten Immunglobulinpräparaten (IGIV). Die 30%ige Immunglobulinunterversorgung bei primär immundefizienten Patienten (25.000 US-Patienten) führte 1998 zur Etablierung eines Notfallversorgungsprogramms („IGIV safety net program"; [17]), in dem sich Patientenorganisationen und Industrie zu einer Interessengemeinschaft zusammengefunden haben. Nur wenn keine anderweitige Versorgungsmöglichkeit besteht, erfolgt eine Versorgung über dieses Programm. Andererseits ist die Nachfrage für das im gleichen Fraktionierungsprozess anfallende Humanalbumin sehr stark rückläufig. Die Publikation der Cochrane Injuries Group Albumin Reviewers 1998 zur Anwendung von Humanalbumin bei kritisch-kranken Patienten führte zur strengeren Indikationsstellung [7]. Die Autoren stellten bei der Evaluation von 30 kontrollierten klinischen Studien fest, dass durch die Gabe von Humanalbumin bei kritisch-kranken Patienten die Mortalität nicht gesenkt wird. Nach einem Bericht der schottischen nationalen Blutbank war ein halbes Jahr nach der Publikation ein Nachfragerückgang um 40% eingetreten [25]. Eine strengere Indikationsstellung, gefördert durch die Etablierung von evidenzbasierter Medizin und die Erarbeitung von Anwendungsrichtlinien, hat auch in Deutschland in vielen Krankenhäusern zur Nachfrageabnahme bezüglich Humanalbumin wie auch Antithrombin und PPSB geführt.

Die Preisbildung bei den Blutprodukten ist wesentlich stärkeren Angebots- und Nachfrageschwankungen unterworfen als bei den sonstigen Arzneimitteln im Krankenhaus. Für IGIV sind aufgrund der steigenden Nachfrage und dem knappen Angebot extreme Preissteigerungen zu verkraften. Der weltweit 8 Milliarden US-Dollar betragende Markt wird zu einem hohen Anteil aus den USA versorgt. Der gestiegene Dollarkurs förderte zusätzlich die Preissteigerung in den letzten Jahren. Von 2000 nach 2001 verdoppelte sich der Preis in Deutschland im Krankenhaus auf gewöhnlich DM 70,- pro Gramm IGIV. Im niedergelassenen Bereich betrug der Apothekenverkaufspreis 2001 zwischen 160 und 180 DM pro Gramm IGIV, je nach Hersteller. Die angespannte Preissituation wird mittlerweile verschärft durch Produktionsausfälle, die bei den langen Produktionszeiten besonders kritisch sind. Die US-amerikanische Preisentwicklung kann der Abb. 4.4 entnommen werden. Auf dem grauen Markt wurden 1999 bis $ 140,- pro Gramm gezahlt [8, 17].

Umgekehrt führten bei Humanalbumin und Antithrombin ein großes Angebot und geringere Nachfrage zu kontinuierlichen Preissenkungen. Bei Humanalbumin, das ein Nebenprodukt der Immunglobulinproduktion ist, verstärkte die zwangsläufige Überproduktion im Produktmix den Preisverfall. Der Preis z. B. für Humanalbumin 5% 250 ml halbierte sich in den letzten 9 Jahren in Deutschland.

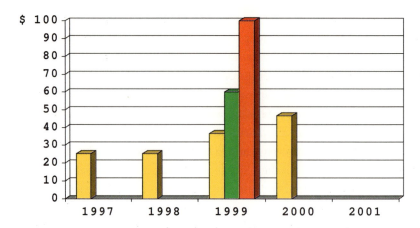

Abb. 4.4. Exemplarische Preisentwicklung IGIV, US-Preis pro Gramm (*grün*: IGIV Safety Net Program, *rot*: grauer Markt)

Wirtschaftlichkeitsbetrachtungen

In Wirtschaftlichkeitsanalysen wird das Verhältnis zwischen Kosten und Nutzen ermittelt. Es dient als Maß der Wirtschaftlichkeit. Wirtschaftlichkeit ist dann gegeben, wenn der Gesamtnutzen die Gesamtkosten übersteigt. Unwirtschaftlichkeit lässt sich überwinden durch Kostensenkung oder Nutzenerhöhung. Zur Messung des Nutzens unterscheidet man, wie bei den Kosten, den direkten Nutzen, den indirekten Nutzen und den intangiblen Nutzen. Der direkte Nutzen beinhaltet die Einsparung bei Sach- und Personalkosten, der indirekte Nutzen die Einsparung von Verlusten (z. B. den verminderten Produktionsausfall durch abgewendeten Tod), der intangible Nutzen die Vermeidung von Nachteilen (z. B. die Vermeidung von Schmerz).

In den pharmakoökonomischen Analysen werden Kosten und Nutzen von Arzneimitteln und Behandlungen mit Arzneimitteln untersucht. Dabei werden unterschiedliche Analysemethoden genutzt.

In der *Kostenminimierungsanalyse* wird für ein identisches Behandlungsergebnis das Verfahren mit den niedrigsten Kosten bestimmt. In der Regel finden dabei die monetär bewerteten direkten und indirekten Kosten Berücksichtigung.

In der *Kosteneffektivitätsanalyse* werden die Kosten in monetären Einheiten einem klinischen Effekt, z. B. gewonnene Lebensjahre, gegenübergestellt.

Die *Nutzwertanalyse* berücksichtigt neben den gewonnenen Lebensjahren auch die Lebensqualität. Sie vergleicht die Kosten für den Gewinn an qualitätsadjustierten Lebensjahren. Bei allen drei genannten Analyseverfahren handelt es sich um vergleichende Analysen für verschiedene Maßnahmen.

Nur in der *Kosten-Nutzen-Analyse* wird der Nettokosteneffekt einer einzelnen Maßnahme bewertet. Hier werden alle Kosten und Nutzen monetär bewertet und gegenübergestellt.

Über die Kostenbetrachtungen hinaus wird nachfolgend exemplarisch auf die Wirtschaftlichkeit der hämostaseologischen Therapie eingegangen.

Wirtschaftlichkeit

Hämophiliebehandlung

Die Hämophilie ist eine Erkrankung mit geringer Prävalenz in der Bevölkerung. In Deutschland leiden 6000–8000 Patienten mit unterschiedlicher Ausprägung an der Erkrankung. 2500 Patienten bedürfen regelmäßig oder fallweise der Substitution mit Gerinnungsfaktoren. Für die chronische Behandlung entstehen hohe Kosten, die zu 90% durch die Kosten für die Substitution mit Faktorenpräparaten bedingt sind [1]. Die Kosten für Gerinnungsfaktoren sind in den letzten 20 Jahren um das 10fache angestiegen [1]. Ursachen des Kostenanstiegs für Blutplasmaprodukte wurden bereits oben dargestellt. Gentechnologisch hergestellte Gerinnungsfaktoren haben Produktvorteile gegenüber den konventionellen Gerinnungspräparaten, sind aber auch aufgrund der technisch anspruchsvollen Herstellungsverfahren noch teurer. Die Versorgung eines substitutionsbedürftigen Bluters kostet im Durchschnitt 100.000 DM pro Jahr [26]. Auch Akuttherapien wie Notoperationen wegen Unfällen oder Zahnextraktionen können einen hohen Faktorbedarf bedingen. Besonders in nichtspezialisierten Behandlungseinrichtungen ohne Sonderentgeltvereinbarungen können hieraus Finanzierungsprobleme für den Leistungserbringer resultieren.

Den Kosten der Hämophiliebehandlung steht ein bereits gut untersuchter Nutzen gegenüber. Die Behandlung der Bluter hat zu einer Angleichung der mittleren Lebenserwartung an die allgemeine Lebenserwartung und zur nahezu vollständigen sozialen und beruflichen Integration geführt [26]. Daraus resultiert der hohe Nutzen der Behandlung, wie vermiedene Kosten für Folgeerkrankungen und Arbeitsunfähigkeit. Die Arbeitslosenrate ist niedriger als bei der durchschnittlichen Bevölkerung [26]. Durch die prophylaktische Substitution bei Kindern wird die Lebensqualität der Patienten erheblich verbessert, was auch in punkto Zugewinn an qualitätsadjustierten Lebensjahren und entsprechenden Nutzwertanalysen untersucht wird [1].

Die pharmakoökonomischen Analysen der Hämophiliebehandlung beschäftigen sich vielfach mit der präventiven Substitution bei Kindern im Vergleich zur bedarfsmäßigen Substitution. Zur Effektbewertung werden u. a. vermiedene Blutungen und orthopädische Spätschäden oder gewonnene Lebensjahre herangezogen [4, 5, 30]. Die bereits seit Jahren etablierten Therapiestandards in Deutschland sehen die prophylaktische Gabe von Faktor VIII bei Kindern vor. Die wahrscheinlich am häufigsten verwendete Therapie bei Kindern ist die 70%-Prophylaxe- und bei Erwachsenen die 90%-Bedarfsbehandlung [26]. Spezielle Analysen beschäftigen sich auch mit ökonomischen Aspekten der Behandlung der Hemmkörperhämophilie [6, 12].

Die Schwierigkeiten der umfassenden Kosten-Nutzen-Analysen unter Einbeziehung monetärer Bewertung intangibler Kosten und Nutzen als Entscheidungshilfe der Ressourcenallokation in unseren ressourcenknappen Gesundheitssystemen wird immer wieder von den Autoren angesprochen. Länderspezifische Gesundheitssysteme und Infrastrukturen der Behandlung (z. B. Heimbehandlung) erschweren die Übertragbarkeit der Ergebnisse.

Antikoagulation

Im Gegensatz zur Hämophilie ist die Thromboseprophylaxe eine Indikation mit großen Patientenzahlen. Der hohe Ressourcenverbrauch beruht hier auf dem Mengenfaktor und nicht auf den hohen Einzelkosten. Effektivität und Wirtschaftlichkeit der medikamentösen Prophylaxe bei Patienten mit einem Thromboserisiko sind im Vergleich zur nicht durchgeführten Prophylaxe und den nachfolgenden Kosten der Behandlung einer tiefen Beinvenenthrombose und den Folgen des postthrombotischen Syndroms erwiesen. Auch für Patienten unter 40 Jahren ohne weitere Risikofaktoren ist die Thromboseprophylaxe eine wirtschaftliche Therapie und auch unter medizinischen Gesichtspunkten überlegenswert [13]. In einer niederländischen Untersuchung [23] zur Thromboembolieprophylaxe bei Hüftgelenksoperationen wurden Dextran, Heparin, orale Antikoagulanzien (OAK), niedermolekulares Heparin und Danaparoid-Na bezüglich ihrer Wirtschaftlichkeit verglichen. In einer Kosten-Effektivitäts-Analyse für die unterschiedlichen Prophylaxemethoden war Danaparoid als teuerstes Prophylaktikum am kosteneffektivsten pro gerettetem Lebensjahr.

Auch in der Sekundärprophylaxe kann der Einsatz eines teureren Arzneimittels (niedermolekulares Heparin) kosteneffektiv sein [21]. Im Bereich der Sekundärprophylaxe mit OAK ist auch die Kosteneffektivität unterschiedlicher Betreuungsmodelle Gegenstand der pharmakoökonomischen Untersuchungen [32, 15, 16]. Werden die übliche Versorgung, die spezialisierte Versorgung mit Kapillarblutmessung in einer „anticoagulant clinic" und das Selbstmanagement miteinander verglichen, ist Letzteres bei Berücksichtigung der direkten medizinischen Kosten und den Kosten, die Patienten und Betreuern bei Empfang der medizinischen Versorgung entstehen, am kosteneffektivsten.

Literatur

1. Aledort LM (1999) Economic aspects of hemophilia care. Haemophilia 5:216–219, 373
2. Aulitzky WE, Huber C, Krämer I (1995) Die Kostenstruktur der stationären Behandlung bei Patienten mit akuter myeloischer Leukämie. Krankenhauspharmazie 16: 409–413
3. Biancofiore G, Bindi L, Cellai F, Consani G, Meacci I et al. (1998) Orthotopic liver transplant. Analysis of costs related to anesthesiologic and intense care phases. Minerva Anesiolog 64:587–591
4. Bohn RL, Avorn J, Glynn RJ, Choodnovskiy I, Haschemeyer R, Aledort LM (1998) Prophylactic use of factor VIII: an economic evaluation. Thromb Haemost 79:932–937
5. Bohn RL, Colowick AB, Avorn J (1999) Probabilities, costs, and outcomes: methodological issues in modeling haemophilia treatment. Haemophilia 5:374–377
6. Chang H, Sher GD, Blanchette VS, Teitel JM (1999) The impact of inhibitors on the cost of clotting factor replacement therapy in Hemophilia A in Canada. Hemophilia 5: 247–252
7. Cochrane Injuries Group, Department of Epidemiology and Public Health, Institute of Child Health (1998) Human albumin administration in critically ill patients: systematic review of randomised controlled trials. Cochrane Injuries Group Albumin Reviewers. BMJ 317:235–240
8. Colgan K, Moody ML, Witte K (2000) Responsible use of blood products in response to supply and demand. Am J Health-Syst Pharm 57:2094–2098
9. Dasta JF (1986) Drug use in surgical intensive care unit. Drug Intell Clin Pharm 20: 752–756
10. Deutsche Krankenhausgesellschaft (2000) Zahlen, Daten, Fakten 2000. Dtsch Krankenhausverlagsgesellschaft mbH, Düsseldorf
11. Dietrich GV (1996) Eigenblutspende versus Fremdbluttransfusion – eine Kosten-Nutzen-Analyse. Zentralbl Chir 121:841–846
12. Goudemand J (1998) Pharmaco-economic aspects of inhibitor treatment. Eur J Haematol Suppl 63:24–27

13. Haas P (1999) The role of age in cost-benefit analysis of thromboprophylaxis. Semin Thromb Hemost 25:97–101
14. Harmon DE (1996) Cost/benefit analysis of pharmacologic hemostasis. Ann Thorac Surg 61:S21–S25
15. Lafata JE, Martin SA, Kaatz S (2000) The cost-effectiveness of different management strategies for patients on chronic warfarin therapy. J Gen Intern Med 15:31–37
16. Lafata JE, Martin SA, Kaatz S, Ward RE (2000) Anticoagulation clinics and patient self-testing for patients on chronic warfarin therapy. A cost-effectiveness analysis. J Thromb Thrombol 9:S13–S19
17. Landis NT (1999) Companies cooperate in emergency supply program for IGIV. Am J Health Syst Pharm 56:599
18. Lazzara RR, Francis EK, Kraemer MF, Wood JA, Starr A (1997) Reduction in costs, blood products, and operating time in patients undergoing open heart surgery. Arch Surg 132:858–861
19. Mann HJ, Wittbrodt ET (1993) Identifying drug usage patterns in the intensive care unit. Pharmacoeconomics 4:235–239
20. Manship L, McMillin RD, Brown JJ (1984) The influence of sepsis and multisystem organ failure on mortality in the surgical intensive care unit. Am Surg 50:94–101
21. Marchetti M, Pistoria A, Barone M, Serafini S, Barosi G (2001) Low-molecular-weight heparin versus warfarin for secondary prophylaxis of venous thromboembolism: a cost-effectiveness analysis. Am J Med 137:130–139
22. Marschner JP, Thürmann P, Harder S, Rietbrock N (1994) Drug utilization review on a surgical intensive care unit. Int J Clin Pharmacol Ther 32:447–451
23. Mol WEM, Egberts TCG (1994) Prophylaxis for venous thromboembolism in hip fracture surgery. Pharmacoeconomics 5:48–55
24. Pereira A (2000) Cost-effectiveness analysis and the selection of blood products. Curr Opin Hematol 7:420–425
25. Roberts I, Edwards P, McLelland B (1999) More in albumin. Use of human albumin in UK fell substantially when systematic review was published. BMJ 318:1214–1215
26. Schramm W, Öffner A, Szucs T (1995) Sozioökonomische Untersuchungen zur hämostaseologischen Therapie und Antikoagulation. Zentralbl Chir 120:593–597
27. Schwabe U, Paffrath D (Hrsg) (2001) Arzneiverordnungs-Report 2000. Springer, Berlin Heidelberg New York Tokyo
28. Seifried E, Soedel G (1995) Kosten der Sicherheit von Blutprodukten. Zentralbl Chir 120:584–592
29. Singbartl G, Schleinzer W (1999) Kostenanalyse autologer Transfusionsverfahren – eine Untersuchung bei 5017 Patienten. Anesthesiol Intensivmed Notfallmed Schmerzther 34:350–358
30. Smith PS, Teutsch SM, Shaffer PA, Rolka H, Evatt B (1996) Episodic versus prophylactic infusions for hemophilia A: a cost-effectiveness analysis. J Pediatr 129:424–431
31. Szucs TD, Öffner A, Kroner B, Giangrande P, Berntrop E, Schramm W (1998) Resource utilisation in haemophiliacs treated in Europe: results from the European study on socioeconomic aspects of haemophilia care. The European Socioeconomic Study Group. Haemophilia 4:498–501
32. Taborski U, Wittstamm FJ, Bernardo A (1999) Cost-effectiveness of self-managed anticoagulant therapy in Germany. Semin Thromb Hemost 25:103–107

33. Tepper J, Schäfer R, Hoffmann A (1995) Analysis of amount, expenditures and indications of drug and blood product prescriptions at surgical intensive care units. Int J Clin Pharmacol Ther 33:658–663
34. Vandenbroucke JP, van der Meer FJM, Helmerhorst FM, Rosendaal FR (1996) Factor V Leiden: should we screen oral contraceptive users and pregnant women? BMJ 313:1127–1130

KAPITEL 5

Die Bedeutung der Gerinnung für die Prognose von Patienten mit Sepsis

H. Böhrer

Prognoseparameter

Da die Definition der Sepsis sehr weitgefasst ist [1], ergibt sich für die Einschätzung der Prognose von septischen Patienten eine ganze Reihe von Ansätzen (s. folgende Übersicht). Der „klinische Blick" des erfahrenen Intensivmediziners oder auch das „gut feeling" des Operateurs [13] werden im heutigen Zeitalter der evidenzbasierten Medizin immer mehr in den Hintergrund treten. Man versucht heute, diesen klinischen Blick mit Hilfe von Scoresystemen zu quantifizieren. Für den septischen Patienten stehen allgemeine Scores wie der APACHE II oder III zur Verfügung. Einzelne Untersucher bevorzugen allerdings den Einsatz spezieller Scoresysteme wie z. B. den Sepsisscore von Elebute u. Stoner [8].

Auswahl von Variablen zur Einschätzung der Prognose von Patienten mit Sepsis

Klinischer Blick
Scoresysteme (allgemeine und spezielle)
C-reaktives Protein
Procalcitonin
Laktat
Indocyaningrün-Clearance
Zytokine (z. B. Interleukin-6)
sICAM
HLA-DR
Varianten des TNF-Gens
NF-κB
Langes Pentraxin PTX3

Auch einzelne Laborparameter lassen sich zur Prognoseeinschätzung heranziehen. Ein unspezifischer Entzündungsparameter, dessen Höhe gut mit dem Outcome von Sepsispatienten korreliert, ist das C-reaktive Protein [35]. Die Messung von Procalcitonin gilt inzwischen ebenfalls als Marker schwerer Infektionen [2]. Ein Parameter, der die Perfusionsstörungen in der Sepsis reflektiert, ist der Laktatspiegel [3]. Die Clearance des Farbstoffes Indocyaningrün spiegelt den hepatozellulären Schaden in der Sepsis wider und kann somit auch als Outcome-Parameter dienen [16]. Weiterhin wurde versucht, der Höhe von Zytokinspiegeln wie Tumor-Nekrose-Faktor oder Interleukinen eine prognostische Bedeutung zuzuordnen. Dies dürfte am ehesten für Interleukin-6 zutreffen [24]. Bei der Messung der Spiegel von Adhäsionsmolekülen scheint sICAM am besten als Outcome-Parameter zu dienen [34]. Die HLA-DR-Expression auf Monozyten gilt ebenfalls als prognostischer Parameter [7]. Weiterhin wichtig für die Prognose der Sepsis ist das Vorliegen von Varianten des Tumor-Nekrose-Faktor-Gens [29]. Auch hat sich die Bindungsaktivität des Transkriptionsfaktors NF-κB als Prädiktor für das Überleben bzw. Nichtüberleben von Patienten mit Sepsis erwiesen [6]. Viele weitere biochemische Marker wie z. B. das lange Pentraxin PTX3 [23] werden ebenfalls als prognostische Parameter propagiert. In den folgenden Abschnitten soll die Bedeutung der Gerinnung für die Prognose von Patienten mit Sepsis näher ausgeführt werden.

Einschätzung der Prognose von Patienten mit Sepsis anhand von Gerinnungsparametern

Gerinnungsaktivierung:
  Prothrombinfragmente F_{1+2} ↑
  Thrombin-Antithrombin-Komplex ↑
Abfall von Gerinnungsinhibitoren:
  Antithrombin ↓
  Protein C ↓
Hemmung der Fibrinolyse:
  Plasminogen-Aktivator-Inhibitor-1 ↑
Thrombozyten:
  Thrombozytenzahl ↓

Inflammation und Gerinnung

Viele Jahre lang konzentrierte sich die Erforschung der Sepsis auf inflammatorische Prozesse. Diverse Entzündungskaskaden wurden aus unterschiedlichen

Blickwinkeln bearbeitet. Tierexperimentelle Untersuchungen wiesen besonders auf die zentrale Rolle von Tumor-Nekrose-Faktor hin [31, 32]. In der Klinik stellte sich die Sepsis jedoch als komplexes Geschehen dar, das den Forderungen und Konsequenzen aus der Inflammationshypothese nur punktuell entsprach.

In den vergangenen Jahren trat die enge Kopplung zwischen Inflammation und Gerinnung in den Vordergrund. Hierbei wurde erkannt, dass die Mediatoren der Inflammation eine Gerinnungsaktivierung bewirken. Bei dieser Gerinnungsaktivierung handelt es sich nicht um ein Epiphänomen, sondern um einen sich selbst verstärkenden Mechanismus im Sinne eines Circulus vitiosus, der zu Fibrinablagerungen in der Mikrozirkulation führt (Abb. 5.1). Diese Fibrinablagerungen bewirken Mikrothrombosen. Die entstehenden Organschäden können schließlich in ein Multiorganversagen münden.

Mechanismus der Gerinnungsaktivierung

Wenn man Probanden Endotoxin intravenös zuführt [33], kommt es nach 30–45 min zu einem Anstieg von Tumor-Nekrose-Faktor im Plasma. 15 min später erhöhen sich die Spiegel von Interleukin-6. Nach 120 min tritt ein Anstieg der Prothrombinfragmente und der Thrombin-Antithrombin-Komplexe auf,

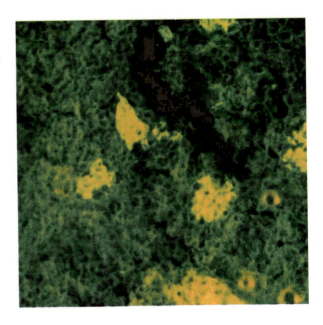

Abb. 5.1. Fibrinablagerungen nach Endotoxingabe im Nierengewebe der Maus. Färbung mit Anti-Fibrin/Fibrinogen-Antikörper [6]

wodurch die beginnende Gerinnungsaktivierung reflektiert wird. Während man früher der Meinung war, dass das intrinsische System eine wichtige Rolle bei dieser Gerinnungsaktivierung spielt [19], weiß man heute, dass dem extrinsischen System die entscheidende Rolle zukommt [5, 17, 25].

Im Vordergrund steht beim extrinsischen Systems der „tissue factor" (Gewebethromboplastin), der über einen Tissue-Faktor-Faktor-VIIa-Komplex zur Konversion von Faktor X zu Xa führt. Unter physiologischen Bedingungen lässt sich „tissue factor" nicht oder nur in geringen Spuren auf der luminalen Oberfläche des Gefäßendothels oder auf zirkulierenden Blutzellen nachweisen. Mit Beginn einer Sepsis hingegen kommt es zu einer raschen Expression von „tissue factor" auf Monozyten und auf dem Gefäßendothel, wodurch die Gerinnungsaktivierung beginnt. Da die Messung der Tissue-Faktor-Aktivität im Blut relativ komplex ist, steht sie bisher für die klinische Routine nicht zur Verfügung. Damit kann sie auch nicht als Prognoseparameter für das Outcome des Sepsispatienten herangezogen werden. Als klinisch messbare Marker für das Ausmaß der Gerinnungsaktivierung verbleiben somit z. B. die Prothrombinfragmente F_{1+2} und der Thrombin-Antithrombin-Komplex [18].

Gerinnungsinhibitoren

Zum Schutz vor einer unkontrollierten Gerinnungsaktivierung wird die Blutgerinnung normalerweise auf verschiedenen Ebenen durch Inhibitoren geregelt. Zu diesen Inhibitoren zählen Antithrombin (früher *Antithrombin III* genannt), das Protein-C-System und der „tissue factor pathway inhibitor" (TFPI). Der Abfall von Antithrombin in der Sepsis wird verursacht durch einen erhöhten Verbrauch, eine verminderte hepatische Synthese und den Abbau durch Elastase, die von aktivierten neutrophilen Granulozyten freigesetzt wird. Dieser Abfall der Antithrombinspiegel ist abhängig vom Ausprägungsgrad der Sepsis, sodass ein erniedrigter Wert in der Sepsis als Prognoseparameter herangezogen werden kann [11]. Dies gilt auch für neutropenische Patienten mit Sepsis [22].

Protein C wird ebenfalls verstärkt verbraucht; weiterhin kommt es zu einer verminderten Aktivierung von Protein C durch Downregulation von Thrombomodulin auf Endothelzellen. Je ausgeprägter die Sepsis, umso stärker sind die Spiegel von Protein C reduziert, sodass neben Antithrombin auch Protein C als Prognoseparameter in der Sepsis gilt [10]. Dies trifft insbesondere für Kinder mit Meningokokkensepsis zu [9]. Der therapeutische Einsatz von aktiviertem Protein C kann bei schwerer Sepsis die Letalität verringern, wie eine Multicenterstudie kürzlich zeigen konnte [4]. Protein S als Kofaktor von Protein C ist in der Sepsis nicht reduziert, möglicherweise weil eine vermehrte Bindung von Protein S an das C4b-Bindungsprotein auftritt [15].

Ein weiteres inhibitorisches System, der „tissue factor pathway inhibitor" (TFPI), spielt ebenfalls eine wichtige Rolle in der Sepsis. Da die Blutspiegel von TFPI in der Sepsis eher zu- als abnehmen [27], kommt diesem System keine prognostische Bedeutung zu.

Fibrinolyse

Erhalten Probanden Endotoxin intravenös, kommt es nicht nur zu einer Gerinnungsaktivierung, sondern es treten auch rasch Veränderungen im Fibrinolysesystem auf. Initial wird die Fibrinolyse aktiviert, was an einer Freisetzung von Plasminogenaktivator und einem Anstieg der Plasmin-α_2-Antiplasmin-Komplexe erkennbar wird. Nach etwa 60 min tritt jedoch eine ausgeprägte Inhibition der Fibrinolyse auf: die Spiegel von Plasminogen-Aktivator-Inhibitor-1 (PAI-1) steigen deutlich an und bleiben erhöht [30]. Auch beim klinischen Bild der Sepsis findet sich eine Erhöhung der PAI-1-Spiegel, sodass es nicht nur zu einer verstärkten Fibrinablagerung durch die Gerinnungsaktivierung, sondern auch zu einer inadäquaten Entfernung dieser Ablagerungen kommt. In verschiedenen Studien konnte nachgewiesen werden, dass die Höhe der PAI-1-Spiegel mit dem Schweregrad der Sepsis korreliert, sodass PAI-1 als Prognoseparameter herangezogen werden kann [21, 26].

Man weiß inzwischen, dass Polymorphismen des PAI-1-Gens hierbei eine wichtige Rolle spielen. Die Arbeitsgruppe um Hermans konnte zeigen, dass die homozygote 4G/4G-Variante des PAI-1-Gens bei Meningokokkensepsis mit einem hohen PAI-1-Spiegel und einer hohen Letalität vergesellschaftet ist [14]. Diese Aussage konnte mittlerweile von einer Gießener Gruppe auch für Patienten mit Polytrauma bestätigt werden [20].

Thrombozyten

Ein leicht erfassbarer Parameter ist die Thrombozytenzahl. In der Sepsis kommt es zu einer Aktivierung und zum Verbrauch [12]. Weiterhin scheinen Sequestrierungsphänomene eine Rolle zu spielen [28]. Im Allgemeinen korreliert die Schnelligkeit des Abfalls der Thrombozytenzahl mit dem Schweregrad der Sepsis.

Schlussfolgerung

In der Sepsis tritt eine Imbalance im Gerinnungssystem auf, die initiiert wird durch die Tissue-Faktor-vermittelte Gerinnungsaktivierung. Der Abfall verschiedener Gerinnungsinhibitoren verstärkt diese Aktivierung, die schließlich zu Fibrinablagerungen in der Mikrozirkulation führt. Eine Hemmung der Fibrinolyse verhindert die Entfernung dieser Fibrinablagerungen, die als Basis für die Organdysfunktionen in der Sepsis angesehen werden können. Prognoseparameter der Sepsis aus dem Gerinnungssystem sind die Prothrombinfragmente F_{1+2} und der Thrombin-Antithrombin-Komplex, Antithrombin und Protein C, Plasminogen-Aktivator-Inhibitor-1 und auch die Thrombozytenzahl (s. Übersicht S. 74).

Literatur

1. American College of Chest Physicians/Society of Critical Care Medicine Consensus Conference (1992) Definitions for sepsis and organ failure and guidelines for the use of innovative therapies in sepsis. Crit Care Med 20:864–874
2. Assicot M, Gendrel D, Carsin H, Raymond J, Guilbaud J, Bohuon C (1993) High serum procalcitonin concentrations in patients with sepsis and infection. Lancet 341:515–518
3. Bakker J, Gris P, Coffernils M, Kahn RJ, Vincent JL (1996) Serial blood lactate levels can predict the development of multiple organ failure following septic shock. Am J Surg 171:221–226
4. Bernard GR, Vincent JL, Laterre PF et al. (Recombinant Human Protein C Worldwide Evaluation in Severe Sepsis [PROWESS] Study Group) (2001) Efficacy and safety of recombinant human activated protein C for severe sepsis. N Engl J Med 344:699–709
5. Biemond BJ, Levi M, ten Cate H et al. (1995) Complete inhibition of endotoxin-induced coagulation activation in chimpanzees with a monoclonal Fab fragment against factor VII/VIIa. Thromb Haemost 73:223–230
6. Böhrer H, Qiu F, Zimmermann T et al. (1997) Role of NFκB in the mortality of sepsis. J Clin Invest 100:972–985
7. Döcke WD, Randow F, Syrbe U et al. (1997) Monocyte deactivation in septic patients: restoration by IFN-γ treatment. Nature Medicine 3:678–681
8. Elebute EA, Stoner HB (1983) The grading of sepsis. Br J Surg 70:29–31
9. Fijnvandraat K, Derkx B, Peters M et al. (1995) Coagulation activation and tissue necrosis in meningococcal septic shock: severely reduced protein C levels predict a high mortality. Thromb Haemost 73:15–20
10. Fisher CJ, Yan SB (2000) Protein C levels as a prognostic indicator of outcome in sepsis and related diseases. Crit Care Med 28(Suppl):S49–S56
11. Fourrier F, Chopin C, Goudemand J et al. (1992) Septic shock, multiple organ failure, and disseminated intravascular coagulation. Compared patterns of antithrombin III, protein C, and protein S deficiencies. Chest 101:816–623

12. Gawaz M, Dickfeld T, Bogner C, Fateh-Moghadam S, Neumann FJ (1997) Platelet function in septic multiple organ dysfunction syndrome. Intensive Care Med 23:379–385
13. Hartley MN, Sagar PM (1994) The surgeon's „gut feeling" as a predictor of post-operative outcome. Ann R Coll Surg Engl 76(6 Suppl):277–278
14. Hermans PW, Hibberd ML, Booy R, Daramola O, Hazelzet JA, de Groot R, Levin M (1999) 4G/5G promoter polymorphism in the plasminogen-activator-inhibitor-1 gene and outcome of meningococcal disease. Meningococcal Research Group. Lancet 354:556–560
15. Hesselvik JF, Malm J, Dahlback B, Blomback M (1991) Protein C, protein S and C4b-binding protein in severe infection and septic shock. Thromb Haemost 65:126–129
16. Kimura S, Yoshioka T, Shibuya M, Sakano T, Tanaka R, Matsuyama S (2001) Indocyanine green elimination rate detects hepatocellular dysfunction early in septic shock and correlates with survival. Crit Care Med 29:1159–1163
17. Levi M, ten Cate H, Bauer KA et al. (1994) Inhibition of endotoxin-induced activation of coagulation and fibrinolysis by pentoxifylline or by a monoclonal anti-tissue factor antibody in chimpanzees. J Clin Invest 93:114–120
18. Lorente JA, Garcia-Frade LJ, Landin L, de Pablo R, Torrado C, Renes E, Garcia-Avello A (1993) Time course of hemostatic abnormalities in sepsis and its relation to outcome. Chest 103:1536–1542
19. Mason JW, Kleeberg U, Dolan P, Colman RW (1970) Plasma kallikrein and Hageman factor in Gram-negative bacteremia. Ann Intern Med 73:545–551
20. Menges T, Hermans PW, Little SG et al. (2001) Plasminogen-activator-inhibitor-1 4G/5G promoter polymorphism and prognosis of severely injured patients. Lancet 357:1096–1097
21. Mesters RM, Florke N, Ostermann H, Kienast J (1996) Increase of plasminogen activator inhibitor levels predicts outcome of leukocytopenic patients with sepsis. Thromb Haemost 75:902–907
22. Mesters RM, Mannucci PM, Coppola R, Keller T, Ostermann H, Kienast J (1996) Factor VIIa and antithrombin III activity during severe sepsis and septic shock in neutropenic patients. Blood 88:881–886
23. Muller B, Peri G, Doni A, Torri V, Landmann R, Bottazzi B, Mantovani A (2001) Circulating levels of the long pentraxin PTX3 correlate with severity of infection in critically ill patients. Crit Care Med 29:1404–1407
24. Patel RT, Deen KI, Youngs D, Warwick J, Keighley MR (1994) Interleukin 6 as a prognostic indicator of outcome in severe intra-abdominal sepsis. Br J Surg 81:1306–1308
25. Pixley RA, de La Cadena R, Page JD et al. (1993) The contact system contributes to hypotension but not disseminated intravascular coagulation in lethal bacteremia. In vivo use of a monoclonal anti-factor XII antibody to block contact activation in baboons. J Clin Invest 91:61–68
26. Pralong G, Calandra T, Glauser MP, Schellekens J, Verhoef J, Bachmann F, Kruithof EK (1989) Plasminogen activator inhibitor 1: a new prognostic marker in septic shock. Thromb Haemost 61:459–462
27. Sabharwal AK, Bajaj SP, Ameri A et al. (1995) Tissue factor pathway inhibitor and von Willebrand factor antigen levels in adult respiratory distress syndrome and in a primate model of sepsis. Am J Respir Crit Care Med 151:758–767
28. Sigurdsson GH, Christenson JT, el-Rakshy MB, Sadek S (1992) Intestinal platelet trapping after traumatic and septic shock. An early sign of sepsis and multiorgan failure in critically ill patients? Crit Care Med 20:458–467

29. Stüber F, Petersen M, Bokelmann F, Schade U (1996) A genomic polymorphism within the tumor necrosis factor locus influences plasma tumor necrosis factor-alpha concentrations and outcome of patients with sepsis. Crit Care Med 24:381–384
30. Suffredini AF, Harpel PC, Parrillo JE (1989) Promotion and subsequent inhibition of plasminogen activation after administration of intravenous endotoxin to normal subjects. N Engl J Med 320:1165–1172
31. Tracey KJ, Beutler B, Lowry SF et al. (1986) Shock and tissue injury induced by recombinant human cachectin. Science 234:470–474
32. Tracey KJ, Fong Y, Hesse DG et al. (1987) Anti-cachectin/TNF monoclonal antibodies prevent septic shock during lethal bacteraemia. Nature 330:662–664
33. van Deventer SJ, Buller HR, ten Cate JW, Aarden LA, Hack CE, Sturk A (1990) Experimental endotoxemia in humans: analysis of cytokine release and coagulation, fibrinolytic, and complement pathways. Blood 76:2520–2526
34. Weigand MA, Schmidt H, Pourmahmoud M, Zhao Q, Martin E, Bardenheuer HJ (1999) Circulating intercellular adhesion molecule-1 as an early predictor of hepatic failure in patients with septic shock. Crit Care Med 27:2656–2661
35. Yentis SM, Soni N, Sheldon J (1995) C-reactive protein as an indicator of resolution of sepsis in the intensive care unit. Intensive Care Med 21:602–605

KAPITEL 6

Protein-C-Pathway

C.-E. Dempfle

Aktivierung von Protein C

Protein C ist das Proenzym einer Serinproteinase, wird von der Leber synthetisiert und Vitamin-K-abhängig mit γ-Carboxyglutamin-Gruppen (Gla) ausgestattet [23]. Die Aktivierung erfolgt durch Abspaltung eines aus 12 Aminosäuren bestehenden Aktivierungspeptids durch Thrombin und Proteasen ähnlicher Spezifität [24].

In Lösung ist die Aktivierung von Protein C durch Thrombin wenig effektiv. Bindung von Thrombin an Thrombomodulin erhöht die Effizienz der Protein-C-Aktivierung um den Faktor 20.000 [10]. Die Bindung an Thrombomodulin verändert die Spezifität des Thrombins dahingehend, dass die prokoagulatorischen Eigenschaften des Enzyms verloren gehen. Die Inaktivierung von Faktor Va durch aktiviertes Protein C wird durch intakte Endothelzellen gefördert [17]. Thrombomodulin findet sich primär auf dem Endothel [10], lässt sich in freier Form aber auch im Plasma nachweisen [20]. Erhöhte Konzentrationen von löslichem Thrombomodulin im Plasma weisen auf eine Endothelzellaktivierung oder -schädigung hin [21, 25, 30].

In Abwesenheit von Thrombomodulin, beispielsweise bei Knockout-Mäusen mit defektem Thrombomodulingen, findet bei normalen Protein-C-Spiegeln nur eine minimale Generierung von aktiviertem Protein C statt [44]. Parallel dazu kommt es bei Thrombomodulin-defekten Mäusen zu einer starken Erhöhung von Aktivierungsparametern der Hämostase, wie beispielsweise Thrombin-Antithrombin-Komplexen (TAT) oder D-Dimer-Antigen. Nur 60% der Thrombomodulin-negativen Mäuse wurden lebend geboren, entwickelten jedoch im weiteren Verlauf multiple arterielle und venöse Thromben [19]. Eine gerinnungshemmende Behandlung mit Warfarin verhinderte in diesen Untersuchungen die Thrombosen. Bei Untersuchungen mit Mauschimären, bei denen der Thrombomodulindefekt nur auf einen Teil der Endothelzellen beschränkt war, zeigte sich, dass intravasale Fibrinablagerungen sich nahezu ausschließlich in Regionen mit fehlender Thrombomodulinexpression bilden. Hypoxie führte in diesem Modell zu einer massiven Zunahme der intrapulmonalen Fibrinbildung [16].

Die Interaktion zwischen Thrombin und Thrombomodulin umfasst sowohl eine Bindung zwischen der Fibrinogenbindungsstelle des Thrombins und den EGF-Domänen des Thrombomodulins als auch eine Bindung zwischen der Heparinbindungsstelle des Thrombins und einer Chondroitinsulfatgruppe des Thrombomodulins [7]. Heparin hemmt die Protein-C-Aktivierung durch den Thrombin-Thrombomodulin-Komplex durch Behinderung der Interaktion zwischen Thrombin und der Chondroitinsulfatgruppe des Thrombomodulins. Hierbei zeigte sich eine stärkere Hemmwirkung von unfraktioniertem Heparin im Vergleich zu niedermolekularem Heparin [7].

Der Komplex aus Thrombin und Thrombomodulin aktiviert neben Protein C auch TAFI, den Thrombin-aktivierbaren Fibrinolyseinhibitor. TAFI ist eine Procarboxypeptidase. Das aktive Enzym, TAFIa, spaltet von Fibrin und von Fibrinogen- und Fibrinabbbauprodukten C-terminale Lysinreste ab, die für die Bindung von Plasminogen und tPA erforderlich sind. Fibrin wirkt als Kofaktor bei der tPA-induzierten Plasminogenaktivierung. Inkubation von Fibrin mit TAFIa bewirkt eine Reduktion der Affinität für Glu-Plasminogen um den Faktor 2, für Lys-Plasminogen um den Faktor 4 und für tPA um den Faktor 160 [36]. Resultat ist eine verminderte fibrinabhängige Plasminogenaktivierung und damit einer verminderte Proteolyse von Fibrin. Die Hemmwirkung von TAFIa auf die tPA-induzierte Plasminogenaktivierung ist unabhängig von der Größe der als Katalysator wirkenden Fibrinderivate [43].

Aktivierung von Protein C und TAFI durch den Thrombin-Thrombomodulin-Komplex findet unabhängig voneinander statt, es besteht keine Kompetition [1]. Für eine effektive Aktivierung von TAFI sind allerdings relativ große Mengen von Thrombin erforderlich, wie sie in vivo nur bei Aktivierung der Faktor-XI-abhängigen Verstärkerschleife der Hämostase generiert werden. Hemmung der Thrombin-induzierten Faktor-XI-Aktivierung, beispielsweise durch Antikörper gegen Faktor XI oder durch Elimination von Faktor XI aus dem Versuchsansatz durch Verwendung von Faktor-XI-Mangelplasma verhindert weitgehend eine TAFI-Aktivierung bei Zugabe von geringen Mengen von Thrombin [4]. Ebenso bewirkt auch die Protein-C-Aktivierung eine Hemmung der TAFI-Aktivierung, indem aktiviertes Protein C die Kofaktoren der Faktor-XI-abhängigen Verstärkerschleife, Faktor VIIIa und Faktor Va, inaktiviert und damit die generierte Menge an Thrombin vermindert [26]. Durch die indirekte Hemmung der TAFI-Aktivierung führt die Protein-C-Aktivierung zu einer Verbesserung der Kofaktorwirkung des Fibrins bei der tPA-induzierten Plasminogenaktivierung und damit zu einer Steigerung der Fibrinolyse.

Die Protein-C-Aktivierung am endothelialen Thrombomodulin wird unterstützt durch einen endothelialen Protein-C-Rezeptor (EPCR), der mit der Gla-Domäne von Protein C und aktiviertem Protein C interagiert. In Anwesenheit des Rezeptors erhöht sich die Aktivierungsrate von Protein C am Thrombin-Thrombomodulin-Komplex um den Faktor 5 [38]. EPCR bindet nicht an Thrombomodulin, sodass die Wirkung durch eine lokale Konzentrationserhöhung von Protein C auf dem Endothel sowie durch die Induktion einer Konformationsänderung von Protein C erklärt wird. Interessant ist die Verteilung von EPCR im Gefäßsystem: EPCR findet sich vornehmlich in Gefäßarealen mit niedriger Thrombomodulinkonzentration im Verhältnis zum Gefäßinhalt, also in großen Gefäßen, während im kapillären Stromgebiet nur wenig EPCR vorhanden ist [38]. Hemmung von EPCR durch spezifische monoklonale Antikörper führt zu einer Verminderung der Thrombin-induzierten Protein-C-Aktivierung [38]. Im Primatenmodell der E.-coli-Sepsis führt die Hemmung des EPCR zu einer vermehrten Gerinnungsaktivierung und Zytokinfreisetzung [39]. Thrombin löst eine vermehrte Produktion von EPCR in der Endothelzelle aus [15].

Wie Thrombomodulin kann EPCR auch in löslicher Form im Blut nachgewiesen werden. Die Plasmakonzentration ist bei Lupus erythematodes, Sepsis und vaskulitischen Krankheitsbildern erhöht. Thrombin und Endotoxin führen zu einer vermehrten Freisetzung von EPCR vom Endothel [15]. Der lösliche Rezeptor ist daher ein Indikator für inflammatorische Vorgänge am Endothel. Löslicher EPCR (sEPCR) hemmt die Protein-C-Aktivierung in den großen Gefäßen durch Kompetition mit endothelialem EPCR um die Bindung an die Gla-Domäne von Protein C. Der Komplex aus Protein C und sEPRC bindet nicht an anionische Phospholipide [11]. Neben der Aktivierung von Protein C hemmt sEPRC auch die Inaktivierung von membrangebundenem Faktor Va durch aktiviertes Protein C.

Zusammengefasst setzt die Aktivierung von Protein C die Bildung eines Komplexes aus Thrombin und Thrombomodulin voraus, wobei sowohl endotheliales als auch lösliches Thrombomodulin wirksam sind. Auf dem Endothel werden die Protein-C-Aktivierung wie auch die Protein-C-Aktivität durch EPCR gefördert. Freier EPCR wirkt hier als Inhibitor. Bei hohen Thrombinkonzentrationen wird neben Protein C auch TAFI durch den Thrombin-Thrombomodulin-Komplex aktiviert, wobei aktiviertes Protein C die TAFI-Aktivierung indirekt hemmt. Die Hemmung der TAFI-Aktivierung ist eine Komponente der profibrinolytischen Wirkung von aktiviertem Protein C.

Kofaktoren von aktiviertem Protein C

Die Inaktivierung von Faktor Va durch aktiviertes Protein C erfolgt durch mehrere proteolytische Spaltungen [37]. Störung der Inaktivierung durch genetische Mutationen der Spaltstellen führt zu einer Thromboseneigung [3, 6, 13] ähnlich derjenigen eines Protein-C-Mangels. Inaktivierung von Faktor Va durch aktiviertes Protein C hemmt die Wirkung der Prothrombinase und führt so zu einer verminderten Thrombinbildung [5]. Dieser Effekt ist sowohl auf Kollagen-adhärenten Thrombozyten als auch an synthetischen Phospholipidvesikeln nachweisbar und scheint daher von der Verfügbarkeit anionischer Phospholipidstrukturen abhängig zu sein [5].

Kofaktor der Faktor-Va-Inaktivierung durch aktiviertes Protein C ist Protein S [22]. Ebenso unterstützt Protein S die Inaktivierung von Faktor VIIIa durch aktiviertes Protein C [29]. Bei dieser Reaktion wirkt jedoch, im Gegensatz zur Faktor-Va-Inaktivierung, Faktor V als zusätzlicher Kofaktor [34].

Aktiviertes Protein C kann neben Faktor Va auch Faktor V proteolytisch spalten und vermindert so die sowohl als Kofaktor der Gerinnungsaktivierung als auch für die Faktor-VIIIa-Inaktivierung zur Verfügung stehende Faktor-V-Konzentration. Die Proteolyse von Faktor V durch aktiviertes Protein C wird durch Heparin gesteigert, während Heparin keinen Einfluss auf die Inaktivierung von Faktor Va durch aktiviertes Protein C hat [31]. Inwieweit dieser Mechanismus die klinischen Wirkungen des Heparins beeinflusst, ist bisher unklar.

Protein S liegt im Blut in freier Form sowie gebunden an C4-bindendes Protein (C4BP) vor. Hohe Konzentrationen von C4BP hemmen die Kofaktorfunktionen von Protein S auf die Faktor-V- und Faktor-Va-Proteolyse kompetitiv [41]. Bei der Faktor-VIIIa-Inaktivierung wird die Faktor-V-abhängige, nicht jedoch die Faktor-V-unabhängige Kofaktorfunktion von Protein S durch C4BP gehemmt [40].

Inhibitoren der Wirkungen von aktiviertem Protein C

Aktivierte Thrombozyten setzen aus den α-Granula einen Inhibitor von aktiviertem Protein C frei, den Protein-C-Inhibitor (PCI; [28]). PCI bildet mit aktiviertem Protein C einen Protease-Inhibitor-Komplex, der im Blut nachgewiesen werden kann. In Normalplasma bewirkt PCI eine Verkürzung der Gerinnungszeit durch Hemmung der Inaktivierung von Faktor Va und VIIIa durch aktiviertes Protein C [9]. PCI ist nicht völlig spezifisch für aktiviertes Protein C. So kommt es in Protein-C-Mangelplasma bei Zugabe von PCI durch die Hemmung von Thrombin analog der Wirkung von Antithrombin III [9] zu einer Verlängerung der Gerinnungszeit. PCI hemmt neben Thrombin auch den Thrombin-Thrombomodulin-Komplex und führt so zu einer Hemmung der Protein-C-Aktivierung. Die Komplexbildung zwischen aktiviertem Protein C und PCI wird durch Heparin gesteigert [27].

Ein weiterer Inhibitor von aktiviertem Protein C ist PAI-1. Die Komplexbildung von aktiviertem Protein C und PAI-1 erfolgt in Abhängigkeit von Vitronectin, das als Kofaktor wirkt [33]. Aktivierte Thrombozyten tragen auf ihrer Oberfläche präformierte PAI-1-Vitronectin-Komplexe, die als lokale Inhibitoren von aktiviertem Protein C wirken. Die Bindung von PAI-1 an aktiviertes Protein C vermindert die für die Hemmung von tPA zur Verfügung stehende PAI-1-Konzentration und resultiert daher in einer potentiellen profibrinolytischen Wirkung von aktiviertem Protein C [33]. In vitro verursacht aktiviertes Protein C eine Steigerung der Proteolyse von Fibringerinnseln nach Zugabe von tPA, die primär durch die Neutralisierung von PAI-1 erklärt wird [8].

Eine weitere Hemmwirkung auf aktiviertes Protein C besitzt Prothrombin. Prothrombin hemmt die Proteolyse von Faktor Va durch aktiviertes Protein C [35]. Dieser Effekt ist konzentrationsabhängig. Es ist daher zu vermuten, dass bei erhöhten Prothrombinkonzentrationen, wie sie bei bestimmten genetischen Varianten des Promotorgens für Prothrombin gemessen werden [18], die Faktor-Va-Inaktivierung weniger effektiv ist. Umgekehrt ist bei niedrigen Prothrombinkonzentrationen aktiviertes Protein C bei der Faktor-Va-Inaktivierung wirksamer. Daher kommt es trotz gleichsinnigem Abfall von Prothrombin und Protein C bei der Therapie mit Vitamin-K-Antagonisten nicht zu Thrombosen, sondern zu einem Überwiegen des gerinnungshemmenden Effektes. Ausnahme ist hier der Protein-C-Mangel, bei dem es insbesondere bei rascher Einleitung der Therapie mit Vitamin-K-Antagonisten zu schweren thrombotischen Syndromen kommen kann [14, 32].

Ausblick

Das Protein-C-System ist ein äußerst wichtiger Mechanismus zur Steuerung der Gerinnungs- und Fibrinolyseaktivierung. Die Funktion dieses Systems ist weitgehend abhängig von funktionell intaktem Endothel, das Komponenten wie das Thrombomodulin oder den endothelialen Protein-C-Rezeptor zur Verfügung stellt. Krankheitszustände mit endothelialer Dysfunktion oder gestörter Mikrozirkulation können mit einer verminderten Kapazität für die Aktivierung von Protein C assoziiert sein [12, 42]. Neue Therapieoptionen wie die Infusion von löslichem Thrombomodulin oder von rekombinantem aktiviertem Protein C [2] ergänzen die reine Substitution von Protein C und eröffnen umfassende Möglichkeiten zur therapeutischen Beeinflussung von intravasalen Gerinnungsprozessen.

Literatur

1. Bajzar L, Nesheim M, Morser J, Tracy PB (1998) Both cellular and soluble forms of thrombomodulin inhibit fibrinolysis by potentiating the activation of thrombin-activable fibrinolysis inhibitor. J Biol Chem 273:2792-2798
2. Bernard GR, Vincent JL, Laterre PF et al. (2001) Efficacy and safety of recombinant human activated protein C for severe sepsis. N Engl J Med 344:699-709
3. Bertina RM, Koeleman BP, Koster T et al. (1994) Mutation in blood coagulation factor V associated with resistance to activated protein C. Nature 369:64-67
4. Bouma BN, von dem Borne PA, Meijers JC (1998) Factor XI and protection of the fibrin clot against lysis – a role for the intrinsic pathway of coagulation in fibrinolysis. Thromb Haemost 80:24-27
5. Briede JJ, Tans G, Willems GM, Hemker HC, Lindhout T (2001) Regulation of platelet factor Va-dependent thrombin generation by activated protein C at the surface of collagen-adherent platelets. J Biol Chem 276:7164-7168
6. Dahlback B, Carlsson M, Svensson PJ (1993) Familial thrombophilia due to a previously unrecognized mechanism characterized by poor anticoagulant response to activated protein C: prediction of a cofactor to activated protein C. Proc Natl Acad Sci USA 90: 1004-1008
7. De Cristofaro R, De Candia E, Landolfi R (1998) Effect of high- and low-molecular-weight heparins on thrombin-thrombomodulin interaction and protein C activation. Circulation 98:1297-1301
8. de Fouw NJ, de Jong YF, Haverkate F, Bertina RM (1988) Activated protein C increases fibrin clot lysis by neutralization of plasminogen activator inhibitor – no evidence for a cofactor role of protein S. Thromb Haemost 60:328-333
9. Elisen MG, von dem Borne PA, Bouma BN, Meijers JC (1998) Protein C inhibitor acts as a procoagulant by inhibiting the thrombomodulin-induced activation of protein C in human plasma. Blood 91:1542-1547
10. Esmon CT, Owen WG (1981) Identification of an endothelial cell cofactor for thrombin-catalyzed activation of protein C. Proc Natl Acad Sci USA 78:2249-2252
11. Esmon CT, Xu J, Gu JM et al. (1999) Endothelial protein C receptor. Thromb Haemost 82:251-258
12. Faust SN, Levin M, Harrison OB et al. (2001) Dysfunction of endothelial protein C activation in severe meningococcal sepsis. N Engl J Med 345:408-416
13. Franco RF, Elion J, Tavella MH, Santos SE, Zago MA (1999) The prevalence of factor V Arg306→Thr (factor V Cambridge) and factor V Arg306→Gly mutations in different human populations. Thromb Haemost 81:312-313

14. Gladson CL, Groncy P, Griffin JH (1987) Coumarin necrosis, neonatal purpura fulminans, and protein C deficiency. Arch Dermatol 123:1701a-1706a
15. Gu JM, Katsuura Y, Ferrell GL, Grammas P, Esmon CT (2001) Endotoxin and thrombin elevate rodent endothelial cell protein C receptor mRNA levels and increase receptor shedding in vivo. Blood 95:1687-1693
16. Healy AM, Hancock WW, Christie PD, Rayburn HB, Rosenberg RD (1998) Intravascular coagulation activation in a murine model of thrombomodulin deficiency: effects of lesion size, age, and hypoxia on fibrin deposition. Blood 92:4188-4197
17. Hockin MF, Kalafatis M, Shatos M, Mann KG (1997) Protein C activation and factor Va inactivation on human umbilical vein endothelial cells. Arterioscler Thromb Vasc Biol 17:2765-2775
18. Howard TE, Marusa M, Channell C, Duncan A (1997) A patient homozygous for a mutation in the prothrombin gene 3'-untranslated region associated with massive thrombosis. Blood Coagul Fibrinolysis 8:316-319
19. Isermann B, Hendrickson SB, Zogg M et al. (2001) Endothelium-specific loss of murine thrombomodulin disrupts the protein C anticoagulant pathway and causes juvenile-onset thrombosis. J Clin Invest 108:537-546
20. Ishii H, Majerus PW (1985) Thrombomodulin is present in human plasma and urine. J Clin Invest 76:2178-2181
21. Iwashima Y, Sato T, Watanabe K et al. (1990) Elevation of plasma thrombomodulin level in diabetic patients with early diabetic nephropathy. Diabetes 39:983-988
22. Kalafatis M, Mann KG (1993) Role of the membrane in the inactivation of factor Va by activated protein C. J Biol Chem 268:27246-27257
23. Kisiel W (1979) Human plasma protein C: isolation, characterization, and mechanism of activation by alpha-thrombin. J Clin Invest 64:761-769
24. Kisiel W, Ericsson LH, Davie EW (1976) Proteolytic activation of protein C from bovine plasma. Biochemistry 15:4893-4900
25. Lindahl AK, Boffa MC, Abildgaard U (1993) Increased plasma thrombomodulin in cancer patients. Thromb Haemost 69:112-114
26. Mosnier LO, Meijers JC, Bouma BN (2001) Regulation of fibrinolysis in plasma by TAFI and protein C is dependent on the concentration of thrombomodulin. Thromb Haemost 85:5-11
27. Neese LL, Pratt CW, Church FC (1994) Modulation of protein C inhibitor activity. Blood Coagul Fibrinolysis 5:737-746
28. Nishioka J, Ning M, Hayashi T, Suzuki K (1998) Protein C inhibitor secreted from activated platelets efficiently inhibits activated protein C on phosphatidylethanolamine of platelet membrane and microvesicles. J Biol Chem 273:11281
29. O'Brien LM, Mastri M, Fay PJ (2000) Regulation of factor VIIIa by human activated protein C and protein S: inactivation of cofactor in the intrinsic factor Xase. Blood 95:1714-1720
30. Ohlin AK, Morser J, Ohlin H (1996) Soluble thrombomodulin antigen in plasma is increased in patients with acute myocardial infarction treated with thrombolytic therapy. Thromb Res 82:313-322
31. Petaja J, Fernandez JA, Gruber A, Griffin JH (1997) Anticoagulant synergism of heparin and activated protein C in vitro. Role of a novel anticoagulant mechanism of heparin, enhancement of inactivation of factor V by activated protein C. J Clin Invest 99:2655-2663

32. Rappaport ES, Speights VO, Helbert B, Trowbridge A, Koops B, Montgomery RR, Marlar RA (1987) Protein C deficiency. South Med J 80:240–242
33. Rezaie AR (2001) Vitronectin functions as a cofactor for rapid inhibition of activated protein C by plasminogen activator inhibitor-1. Implications for the mechanism of profibrinolytic action of activated protein C. J Biol Chem 276:15567–15570
34. Shen L, He X, Dahlback B (1997) Synergistic cofactor function of factor V and protein S to activated protein C in the inactivation of the factor VIIIa – factor IXa complex – species specific interactions of components of the protein C anticoagulant system. Thromb Haemost 78:1030–1036
35. Smirnov MD, Safa O, Esmon NL, Esmon CT (1999) Inhibition of activated protein C anticoagulant activity by prothrombin. Blood 94:3839–3846
36. Stewart RJ, Fredenburgh JC, Rischke JA, Bajzar L, Weitz JI (2000) Thrombin-activable fibrinolysis inhibitor attenuates DD(E)-mediated stimulation of plasminogen activation by reducing the affinity of DD(E) for tissue plasminogen activator. J Biol Chem 275:36612–36620
37. Suzuki K, Stenflo J, Dahlback B, Teodorsson B (1983) Inactivation of human coagulation factor V by activated protein C. J Biol Chem 258:1914–1920
38. Taylor FB Jr, Peer GT, Lockhart MS, Ferrell G, Esmon CT (2001) Endothelial cell protein C receptor plays an important role in protein C activation in vivo. Blood 97:1685–1688
39. Taylor FB Jr, Stearns-Kurosawa DJ, Kurosawa S et al. (2001) The endothelial cell protein C receptor aids in host defense against Escherichia coli sepsis. Blood 95:1680–1686
40. van de Poel RH, Meijers JC, Bouma BN (2001) C4b-binding protein inhibits the factor V-dependent but not the factor V-independent cofactor activity of protein S in the activated protein C-mediated inactivation of factor VIIIa. Thromb Haemost 85:761–775
41. van de Poel RH, Meijers JC, Rosing J, Tans G, Bouma BN (2000) C4b-binding protein protects coagulation factor Va from inactivation by activated protein C. Biochemistry 39:14543–14548
42. Vincent JL (2001) Microvascular endothelial dysfunction: a renewed appreciation of sepsis pathophysiology. Crit Care 5:S1–S5
43. Walker JB, Nesheim ME (2001) A kinetic analysis of the tissue plasminogen activator and DSPAa1 cofactor activities of untreated and TAFIa-treated soluble fibrin degradation products of varying size. J Biol Chem 276:3138–3148
44. Weiler-Guettler H, Christie PD, Beeler DL et al. (1998) A targeted point mutation in thrombomodulin generates viable mice with a prethrombotic state. J Clin Invest 101:1983–1991

KAPITEL 7

Klinische Ergebnisse der Protein-C- und rhAPC-Substitution

C.-E. Dempfle

Zusammenfassung

Klinische Manifestation eines schweren Protein-C-Mangels ist die Purpura fulminans. Bei angeborenem Protein-C-Mangel tritt diese in der Neonatalperiode auf, bei weniger ausgeprägtem Protein-C-Mangel eventuell bei Einleitung einer Kumarintherapie in Form einer Kumarinnekrose. Erworbene Protein-C-Mangelzustände oder Beeinträchtigungen des Protein-C-Systems können ebenfalls mit einer Purpura fulminans einhergehen. Diese wird insbesondere bei Meningokokkensepsis, aber auch bei anderen Infektionserkrankungen beobachtet. Entwickelt sich eine Purpura fulminans nach Abklingen des akuten Infektes, finden sich häufig Autoantikörper gegen Komponenten des Protein-C-Systems. Niedrige Protein-C-Spiegel werden auch bei Patienten mit septischen Zustandsbildern ohne Purpura fulminans gemessen und besitzen einen prädiktiven Wert hinsichtlich des klinischen Resultates. Für die Therapie stehen Protein-C-Konzentrat aus Humanplasma sowie rekombinantes aktiviertes Protein C zur Verfügung. Indikation zur Substitution von Protein C ist der manifeste Protein-C-Mangel mit Purpura fulminans oder anderen thrombotischen Manifestationen, oder auch Kumarinnekrose, bei ungestörter endogener Protein-C-Aktivierung. Weitere Indikation ist die Prophylaxe thrombotischer Ereignisse bei angeborenem schwerem Protein-C-Mangel. Bei Patienten mit septischen Zustandsbildern kann die Aktivierung von Protein C durch Mikrozirkulationsstörungen, Ablösung von Thrombomodulin vom Endothel sowie durch mikrovaskuläre Thrombosen beeinträchtigt sein. Hier erscheint die Gabe von ex vivo aktiviertem Protein C sinnvoll. In einer multizentrischen, plazebokontrollierten Doppelblindstudie zeigte sich eine deutliche Senkung der 28-Tage-Mortalität bei Patienten mit schwerer Sepsis durch Therapie mit rekombinantem aktiviertem Protein C.

Purpura fulminans

Die erste klinische Manifestation eines homozygoten Protein-C-Mangels ist die neonatale Purpura fulminans [3, 21, 31, 35, 42]. Dieses Krankheitsbild äußert sich in mikrovaskulären Thrombosen in der Haut mit perivaskulären Einblutungen, hämorrhagischen Bullae und schließlich Nekrosen. Ein ähnliches klinisches Bild wird beobachtet bei Patienten mit Protein-C-Mangel bei rascher Einleitung einer Therapie mit Vitamin-K-Antagonisten [15, 17, 18]. Die Ursache dieser so genannten Kumarinnekrose ist der raschere Abfall der Plasmakonzentration von Protein C im Vergleich zu den Vitamin-K-abhängigen prokoagulatorischen Gerinnungsfaktoren bei Beginn der Kumarintherapie.

Eine Purpura fulminans kann sich außerdem bei bestimmten Infektionskrankheiten entwickeln, insbesondere bei Infektion mit Neisseria meningitides [2]. Zu den Hautnekrosen kommen in diesen Fällen thrombotische Verschlüsse arterieller Gefäße mit Nekrosen insbesondere im Bereich der Extremitäten. In einer Serie von 113 Patienten mit bakteriologisch nachgewiesener Infektion mit Neisseria meningitides manifestierte sich eine Purpura fulminans bei 28 Patienten, von denen 14 an den Folgen der Infektion verstarben [46]. Von den überlebenden 14 Patienten erlitten 10 schwere Nekrosen der Extremitäten, die mehr oder weniger ausgedehnte Amputationen erforderlich machten. In einer weiteren Serie waren ebenfalls Amputationen bei mehr als der Hälfte der überlebenden Patienten notwendig [27]. In der Untersuchung von Herrera et al. entwickelten 18 von 152 Patienten mit Meningokokkeninfektion eine Purpura fulminans. Von diesen Patienten verstarben 5. In 13 Fällen wurden Amputationen durchgeführt [26].

Es zeigte sich, dass bei Meningokokkensepsis eine ausgeprägte Verminderung von Protein C besteht [46, 47]. Weiterhin fand sich eine deutliche Beziehung zwischen Protein-C-Spiegeln und Mortalität: Fijnvandraat et al. fanden bei Überlebenden mittlere Protein-C-Plasmaspiegel von 23% der Norm, während bei den verstorbenen Patienten initial mittlere Protein-C-Plasmaspiegel von 5% gemessen wurden [23].

Ähnliche Symptome fanden sich auch bei manchen Patienten mit Pneumokokkensepsis (Streptococcus pneumoniae; [12, 14, 24, 29]), Infektionen mit Streptococcus suis [56], Varizellen [11, 44] und anderen Erregern. Auch in den meisten dieser Fälle wurde eine ausgeprägte Verminderung von Protein C festgestellt.

Eine besondere Gruppe sind Fälle von Purpura fulminans aufgrund von Autoimmunreaktionen gegen Komponenten des Protein-C-Systems. Die Autoantikörper treten häufig postinfektiös nach Varizelleninfektionen [30, 33, 44, 63] oder Streptokokkeninfekten [8], aber auch ohne erkennbaren Auslöser auf [25, 33, 36]. In einigen Fällen wurden Autoantikörper gegen Protein S als Ursache der Störung festgestellt.

Angeborene Störungen des Protein-C-Systems, wie ein Protein-C- oder Protein-S-Mangel [28] oder die Prothrombin-G20210A-Variante [3], begünstigen die Entstehung einer infektassoziierten Purpura fulminans. Nach einer Untersuchung von Kondaveeti et al. verstärkt die Faktor-V-Leiden-Mutation die Neigung zu Komplikationen der Purpura fulminans wie Amputationen oder großflächigen Hautdefekten, hat aber keinen Einfluss auf die Mortalität [32].

Sepsis

Verminderte Spiegel von Inhibitoren des Hämostasesystems wurden auch bei septischen Zustandsbildern anderer Ursache, ohne Manifestation einer Purpura fulminans festgestellt. Die Verminderung von Protein C besitzt einen prädiktiven Wert hinsichtlich des klinischen Resultats bei Sepsis [39, 64]. Als Ursachen der Protein-C-Verminderung werden vermehrter Verbrauch bei disseminierter intravasaler Gerinnung, aber auch verminderte Synthese angenommen. Denkbar ist auch ein vermehrter Verlust in den Extravasalraum aufgrund gestörter Gefäßpermeabilität. Der erhöhte Verbrauch lässt sich am Auftreten von Komplexen aus Protein C und Serinproteaseinhibitoren (Serpinen) erkennen [53, 60]. In Rahmen einer Akute-Phase-Reaktion kommt es zu einer verminderten hepatischen Synthese unter anderem von Antithrombin III und Protein C [57]. Gleichzeitig besteht eine verstärkte Hemmung des Protein-C-Systems durch Anstieg der Plasmakonzentration von C4-bindendem Protein sowie vermehrte Produktion einiger Serpine [19]. C4-bindendes Protein bindet Protein S und vermindert den Anteil an funktionell aktivem, freiem Protein S. Weiterhin führen inflammatorische Zytokine zu einer verminderten Expression von Thrombomodulin auf der Endotheloberfläche [16], während aus aktivierten Neutrophilen freigesetzte Elastase das Thrombomodulin vom Endothel abspaltet [55]. Die Kombination dieser Pathomechanismen bedingt eine deutliche Beeinträchtigung des Protein-C-Systems durch verminderte Verfügbarkeit von Protein C sowie von Komponenten, die für die Aktivierung von Protein C und die Aktivität von aktiviertem Protein C erforderlich sind.

Aktiviertes Protein C hat bei der sepsisinduzierten disseminierten intravasalen Gerinnung wichtige Bedeutung: Durch Hemmung der Kofaktoren Faktor Va und Faktor VIIIa wird die Rückkopplungsschleife der Hämostaseaktivierung gehemmt und damit die Entstehung von Thrombin begrenzt. Die verminderte Thrombinbildung hat einen profibrinolytischen Effekt: Für die Aktivierung von TAFI (Thrombin-aktivierbarer Fibrinolyseinhibitor) sind hohe lokale Thrombinkonzentrationen erforderlich [5, 41]. Durch Reduktion der TAFI-Aktivierung sind entstehende Fibrinkomplexe leichter durch das Fibrinolysesystem zu beseitigen [6]. Aktiviertes Protein C besitzt zudem einen profibrinolytischen Effekt durch Bindung von Plasminogenaktivatorinhibitor I (PAI-I), dessen Plasmakonzentration im Rahmen der Akute-Phase-Reaktion ansteigt [34]. Eine verminderte Aktivität des Protein-C-Systems bedingt demnach eine Hyperkoagulabilität und eine Hypofibrinolyse.

Protein-C-Substitution

Angeborener Protein-C-Mangel

Bei Patienten mit angeborenem Mangel an Protein C und neonataler Purpura fulminans stellt die Substitution von Protein C das schlüssigste therapeutische Konzept dar. Vor der Verfügbarkeit gereinigter Protein-C-Konzentrate wurden hierfür primär Frischplasmakonserven eingesetzt [58]. Empfohlene Dosierungen sind 8–12 ml pro kg KG pro 24 h [37, 58]. Die Halbwertszeit von Protein C aus Frischplasmakonserven beträgt rund 8 h [38, 58]. Die Gabe von Frischplasmakonserven kann zur Überbrückung bis zur Bereitstellung von Protein-C-Konzentrat eingesetzt werden.

Günstiger als die Gabe von Frischplasmakonserven ist die Verabreichung von gereinigtem Protein C [20, 51].

Protein-C-Konzentrat zeigt bei Patienten mit angeborenem Protein-C-Mangel Halbwertszeiten von ca. 7 [38, 58] bis 10 [4, 7] Stunden. Empfohlen wird in der Prophylaxe thrombotischer Ereignisse eine einmal täglich erfolgende intravenöse Injektion.

Die Substitution von Protein-C-Konzentrat kann auch subkutan durchgeführt werden [40]. Bei subkutaner Gabe werden maximale Plasmakonzentrationen von Protein C nach ca. 12 h erreicht, eine Injektion ist bei prophylaktischer Gabe und in Abwesenheit thrombotischer Manifestationen nur alle 3 Tage erforderlich [40]. Eine langfristige Substitutionstherapie mit Protein-C-Konzentrat ist möglich [51].

Die kostengünstigere Alternative zur Prophylaxe thrombotischer Ereignisse bei Protein-C-Mangel ist jedoch eine Kumarintherapie mit einer Ziel-INR von 3,5–4,5 [37, 61]. Die Einleitung der Kumarintherapie sollte unter kontinuierlicher Substitution von Protein C erfolgen, um eine Coumarinnekrose zu verhindern. Bei Unterbrechungen der Kumarintherapie muss zur Prophylaxe thrombotischer Ereignisse jedoch wiederum Protein-C-Konzentrat verabreicht werden.

Während der Therapie mit Protein-C-Konzentrat kommt es bei Patienten mit angeborenem Protein-C-Mangel zu einem Anstieg von Aktivierungsprodukten von Protein C, wie aktiviertem Protein C und Protein-C-Protein-C-Inhibitor-Komplexen im Plasma. Diese Befunde weisen darauf hin, dass eine Aktivierung von exogenem Protein C in vivo erfolgt [18]. Gleichzeitig kommt es zu einer Abnahme der Plasmakonzentrationen von Prothrombinfragment F_{1+2} als Hinweis auf eine Verminderung der Prothrombinaktivierung und damit den gerinnungshemmenden Effekt von aktiviertem Protein C [18].

Die Therapie der Kumarin-induzierten Hautnekrose bei Protein-C-Mangel basiert ebenfalls auf der raschen Gabe von Protein-C-Konzentrat [52]. Protein-C-Konzentrat muss bis zum Erreichen einer stabilen Antikoagulation mit einer Ziel-INR von 3,5–4,5 verabreicht werden.

Infektbedingte Purpura fulminans

Die Therapie mit Protein-C-Konzentrat bei Purpura fulminans auf dem Boden einer Sepsis ist in etlichen Fallberichten [13, 45] beschrieben. Eine randomisierte klinische Studie existiert bisher nicht.

Rintala et al. beschreiben die Anwendung von Protein-C-Konzentrat bei insgesamt 12 Patienten [48]. Ein Teil dieser Patienten war schon Gegenstand einer früheren Publikation derselben Autoren [49]. Bei 5 der Patienten wurde eine Infektion mit Neisseria meningitides nachgewiesen, weitere nachgewiesene Erreger bei den anderen Patienten waren Capnocytophaga canimorsus, Streptococcus pneumoniae und Staphylococcus aureus. Protein-C-Konzentrat wurde in einer Dosierung von 100 IE/kg KG alle 6 h intravenös verabreicht, mit dem Ziel der Erhaltung normalwertiger Protein-C-Spiegel im Plasma. Die Verabreichung von Protein-C-Konzentrat erfolgte zusätzlich zu Antithrombin-III-Konzentrat sowie niedermolekularem Heparin. Die 28-Tage-Mortalität lag bei 33% (4 von 12 Patienten).

Rivard et al. berichteten über 4 Patienten mit Meningokokkensepsis und Purpura fulminans, die ebenfalls Protein-C-Konzentrat in einer Dosierung von 100 IE/kg KG alle 6 h i.v. erhielten [50]. Bei 2 Patienten kam es zur kompletten Gesundung, bei den anderen beiden Patienten mussten Extremitätenanteile amputiert werden.

Smith et al. behandelten 12 Patienten mit Meningokokkensepsis und Purpura fulminans mit Protein-C-Konzentrat [54]. Das Protein-C-Konzentrat wurde als kontinuierliche Infusion verabreicht, mit dem Ziel einer Erhaltung von normalen Plasmakonzentrationen von Protein C. Gleichzeitig erhielten die Patienten unfraktioniertes Heparin in einer Dosierung von 10–15 IE/kg KG/h, mit dem Ziel einer aPTT zwischen dem 1,5- und dem 2,0fachen des Normalbereichsgrenzwertes. Bei 9 Patienten wurde zusätzlich eine Hämofiltration, bei einem Patienten eine Peritonealdialysebehandlung eingeleitet. Alle Patienten überlebten, Amputationen waren nur bei 2 Patienten erforderlich.

Die größte bisher vorliegende Serie stammt von White et al. [62]. Die Autoren berichten über 36 konsekutive Patienten mit Purpura fulminans bei Meningokokkensepsis. Verabreicht wurde eine Protein-C-Konzentrat in einer Testdosis von 10 IE/kg KG über 10 min, gefolgt von einem Bolus von 100 IE/kg KG und einer kontinuierlichen Infusion von 10 IE/kg KG/h. Protein-C-Spiegel wurden einmal täglich kontrolliert und die Dosierung dahingehend angepasst, dass die gemessenen Protein-C-Plasmaspiegel im Normalbereich lagen. Zusätzlich erhielten die Patienten unfraktioniertes Heparin in einer Dosierung von 10–15 IE/kg KG/h. Bei 2 Patienten mit sehr niedrigen Antithrombin-III-Spiegeln wurde zusätzlich Antithrombin-III-Konzentrat verabreicht. Kontinuierliche Hämofiltration wurde bei 19 Patienten durchgeführt, Peritonealdialyse bei 2 Patienten. Die Mortalität lag insgesamt bei 8% (3 von 36 Patienten). Amputationen mussten bei 4 der überlebenden 33 Patienten durchgeführt werden (12%).

Aufgrund der fehlenden randomisierten Studien kann nicht abschließend beurteilt werden, welchen Anteil die Substitution von Protein C an den beschriebenen Therapieerfolgen hat. Zweifel ergeben sich aufgrund der Untersuchungen von Faust et al. [22]. Die Autoren untersuchten Hautbiopsien von 21 Patienten mit Meningokokkensepsis und fanden eine deutliche Reduktion des Gehaltes an endothelialem Thrombomodulin im Vergleich zu Hautbiopsien von gesunden Probanden. Plasmaproben von 83 Patienten mit Meningokokkensepsis zeigten stark erhöhte Spiegel von löslichem Thrombomodulin. Die Thrombomodulinplasmaspiegel korrelierten mit dem Schweregrad des septischen Zustandsbildes. Aktiviertes Protein C wurde bei 14 Patienten bestimmt und war bei 11 Patienten massiv vermindert. Zwei Patienten wurden mit Protein-C-Konzentrat behandelt. Während der Therapie mit Protein-C-Konzentrat kam es zu keinem Anstieg der Plasmaspiegel von aktiviertem Protein C. Die Autoren folgern aus diesen Ergebnissen, dass es im Rahmen der Meningokokkensepsis zu einer Ablösung von Thrombomodulin vom Endothel kommt. Folge ist eine gestörte Protein-C-Aktivierung auch bei Zufuhr von exogenem Protein C. Die Aktivierungsstörung wird möglicherweise durch Mikrozirkulationsstörungen und mikrovaskuläre Thrombosierungen verstärkt.

Für die Protein-C-Substitution steht ein Protein-C-Konzentrat kommerziell zur Verfügung, dessen Zulassungsspektrum die folgenden Indikationen umfasst:
- Purpura fulminans und Kumarin-induzierte Hautnekrose bei Patienten mit schwerem Protein-C-Mangel;
- Kurzzeitprophylaxe bei Patienten mit schwerem angeborenem Protein-C-Mangel mit bevorstehender Operation oder invasiver Therapie, Beginn einer Kumarintherapie, wenn die Kumarintherapie allein nicht ausreicht und wenn eine Kumarintherapie nicht möglich ist.

Als Initialdosis werden 60–80 IE/kg KG empfohlen, mit Messung der Protein-C-Plasmakonzentration zunächst alle 6 h, dann alle 12 h, stets unmittelbar vor der Injektion des Präparates. Wichtig ist, dass bei Patienten mit akuten thrombotischen Ereignissen die Plasmahalbwertszeit von zugeführtem Protein C deutlich vermindert sein kann.

Untersuchungen zur Notwendigkeit einer parallelen Gabe von Heparin liegen nicht vor. Der Einsatz von Heparin oder Heparinderivaten bei der Therapie der disseminierten intravasalen Gerinnung oder Verbrauchskoagulopathie ist durch randomisierte Doppelblindstudien nicht belegt.

Alternative zur Wiederherstellung einer mikrovaskulären Perfusion ist die Verabreichung von profibrinolytischen Substanzen wie tPA. Hierzu liegen jedoch ebenfalls nur Fallberichte vor [1, 43, 66, 65].

Bei den Patienten mit Antikörper-induzierter Purpura fulminans ist nicht mit einer Wirksamkeit von Protein-C-Konzentrat zu rechnen. In Fallberichten wird hier die Anwendung von Urokinase [36], Austauschtransfusionen [33] und intravenösen Immunglobulinen [33] beschrieben. Daher kommt der Bestimmung der funktionellen Protein-C-Konzentration bei der Indikationsstellung zur Protein-C-Substitution besondere Bedeutung zu. Die gleichzeitige Bestimmung von Protein-S-Antigen und Aktivität sowie von Autoimmunhemmkörpern (Lupus antikoagulans) dienen dem Ausschluss einer Antikörper-bedingten Störung des Protein-C-Systems.

Sepsis ohne Purpura fulminans

Die Messung stark verminderter Inhibitorspiegel bei Patienten mit septischen Zustandsbildern auch ohne Purpura fulminans führte zum Konzept einer Therapie mit Inhibitoren, analog der Behandlung von Hämophilen mit Gerinnungsfaktorenkonzentraten. Zu unterscheiden sind
- die Substitution des physiologischen Inhibitors bei nachgewiesenem Mangel,
- die Anhebung der Inhibitorkonzentration im Blut auf übernormale Werte zur Vergrößerung der Inhibitorkapazität und damit der Kompensationsmöglichkeiten des Organismus gegenüber hämostatischen Angriffen („hemostatic challenge"), und schließlich
- die Verabreichung von aktiven enzymatisch wirkenden Inhibitoren, wie beispielsweise dem aktivierten Protein C.

Trotz initial positiver Beurteilungen hat sich die Anhebung der Antithrombin-III-Konzentration im Plasma auf übernormale Spiegel (Mittelwerte um 180% der Norm) bei schwerer Sepsis in einer großen, randomisierten Doppelblindstudie als wirkungslos hinsichtlich der Mortalität erwiesen [59]. Für Protein-C-Konzentrat liegen vergleichbare Untersuchungen nicht vor.

Ein neues Konzept ist die Verabreichung von ex vivo aktiviertem Protein C. Durch die bereits erfolgte Umwandlung in die aktive Protease erübrigt sich eine endogene Aktivierung durch den Thrombin-Thrombomodulin-EPCR-Komplex auf dem Endothel.

Eine Beeinträchtigung der Mikrozirkulation oder eine verminderte Verfügbarkeit von Thrombomodulin auf dem Endothel wird daher die Wirksamkeit nicht beeinträchtigen. Auf der Basis einer Dosisfindungsstudie [9] wurde eine multizentrische randomisierte Doppelblindstudie durchgeführt, deren Ergebnis inzwischen vorliegt [10]. Eingeschlossen wurden Patienten mit schwerer Sepsis, Studienziel war die 18%ige Reduktion der 28-Tage-Mortalität unabhängig vom Protein-C-Spiegel bei Einschluss, bei einer Mortalität der Plazebogruppe von 30%. Das Rekrutierungsziel lag bei 2280 Patienten, Interimsanalysen waren nach Einschluss von 760 und 1520 Patienten vorgesehen. Die Studie wurde nach der zweiten Interimsanalyse wegen Erreichens des Studienziels abgebrochen. Randomisiert wurden insgesamt 1728 Patienten, von denen 1690 Studienmedikation erhielten. Ausgeschlossen wurden Patienten mit erhöhtem Blutungsrisiko, insbesondere Patienten mit Thrombozytopenie <30/nl, Trauma oder frischen Operationen, hochdosierter gerinnungshemmender Therapie, fibrinolytischer Therapie, Transplantationschirurgie, Leberzirrhose oder bekannte Ösophagusvarizen, akuter Pankreatitis sowie HIV-positive Patienten. Es fand sich eine Mortalität von 24,71% in der Verumgruppe, im Vergleich zu einer Mortalität von 30,83% in der Plazebogruppe. Dies entspricht einer absoluten Risikoreduktion von 6,13% sowie einer relativen Risikoreduktion von 19,43% (p<0,005).

Der Effekt war unabhängig von den Plasmaspiegeln von Antithrombin III, Protein C oder Interleukin 6. Das Vorliegen eines manifesten Inhibitormangels oder einer manifesten disseminierten intravasalen Gerinnung ist daher nicht Voraussetzung für die Indikationsstellung einer Therapie mit rekombinantem aktiviertem Protein C bei schwerer Sepsis. Eine Reduktion von Aktivierungsparametern der Hämostase, wie D-Dimer-Antigen oder Thrombin-Antithrombin-III-Komplexen (TAT), war bei Therapie mit rekombinantem aktiviertem Protein C nachweisbar. Daher ist von einer Wirkung des Präparates auf die Mechanismen der Gerinnungsaktivierung im Rahmen der Sepsis auszugehen. Schwere Blutungen traten bei 3,5% der Verumpatienten auf, im Vergleich zu 2,0% der Patienten der Plazebogruppe (p =0,06). Thromboembolische Ereignisse wurden bei 2,0% der Patienten der Verumgruppe, aber bei 3,0% der Patienten in der Plazebogruppe festgestellt (p =0,20). Aufgrund der Daten wurde errechnet, dass bei Behandlung von 16 Patienten ein zusätzliches Leben gerettet wird. Behandlung von 66 Patienten führt zum Auftreten eines zusätzlichen schweren Blutungsereignisses.

Die vorliegenden Daten sprechen dafür, dass eine Therapie mit rekombinantem aktiviertem Protein C bei Patienten mit schwerer Sepsis unter Berücksichtigung der Ausschlusskriterien der Studie sinnvoll ist. Der Nachweis einer disseminierten intravasalen Gerinnung oder eines Protein-C-Mangels ist für die Indikationsstellung zur Behandlung mit rekombinantem aktiviertem Protein C nicht erforderlich. Ein Labor-Monitoring mit Messung von Protein-C-Spiegeln, aktiviertem Protein-C, Komplexen von aktiviertem Protein C mit Serpinen oder Globaltests der Hämostase zur Dosisanpassung wird derzeit nicht empfohlen. Die aus den Studienergebnissen abgeleitete Dosierung liegt bei 24 µg/kg KG/h für 4 Tage als kontinuierliche intravenöse Infusion.

Berichte zur Therapie der Purpura fulminans mit rekombinantem aktiviertem Protein C liegen in publizierter Form bisher nicht vor.

Zusammenfassung der Indikationen

Bei den gegenwärtig zur Verfügung stehenden Präparaten handelt es sich um Protein-C-Konzentrat aus Humanplasma sowie um rekombinantes aktiviertes

Protein C. Indikationen zur Verabreichung von Protein-C-Konzentrat sind angeborene oder erworbene Protein-C-Mangelzustände mit ungestörter Aktivierbarkeit von Protein C in vivo. Die Hauptindikationen sind daher der angeborene Protein-C-Mangel mit neonataler Purpura fulminans sowie die Kumarinnekrose bei nachgewiesenem Protein-C-Mangel. Für die Behandlung von Patienten mit Purpura fulminans im Rahmen akuter Infektionen liegen Fallberichte, jedoch keine randomisierten Studien vor. Es ist in diesen Fällen von einer mehr oder weniger bedeutsamen Störung der Protein-C-Aktivierung aufgrund der beeinträchtigten Mikrozirkulation sowie der Verminderung von endothelialem Thrombomodulin auszugehen.

Für das rekombinante aktivierte Protein C ist die Wirksamkeit hinsichtlich einer Reduktion der Mortalität bei schwerer Sepsis in einer randomisierten Doppelblindstudie nachgewiesen. Aufgrund der Umgehung der endogenen Aktivierungsmechanismen ist eine Wirksamkeit auch bei infektionsassoziierter Purpura fulminans zu vermuten, jedoch bisher nicht belegt.

Literatur

1. Aiuto LT, Barone SR, Cohen PS, Boxer RA (1997) Recombinant tissue plasminogen activator restores perfusion in meningococcal purpura fulminans. Crit Care Med 25: 1079–1082
2. Alberio L, Lammle B, Esmon CT (2001) Protein C replacement in severe meningococcemia: rationale and clinical experience. Clin Infect Dis 32:1338–1346
3. Al-Ismail S, Collins P, Najib R, James-Ellison M, O'Hagan M (1999) Postinfection purpura fulminans in a patient heterozygous for prothrombin G20210 A and acquired protein S resistance. Pediatr Hematol Oncol 16:561–564
4. Auberger K (1992) Evaluation of a new protein C concentrate and comparison of protein C assays in a child with congenital protein C deficiency. Ann Hematol 64:146–151
5. Bajzar L (2001) Thrombin activatable fibrinolysis inhibitor and an antifibrinolytic pathway. Arterioscler Thromb Vasc Biol 20:2511–2518
6. Bajzar L, Nesheim ME, Tracy PB (1996) The profibrinolytic effect of activated protein C in clots formed from plasma is TAFI-dependent. Blood 88:2093–2100
7. Baliga V, Thwaites R, Tillyer ML, Minford A, Parapia L, Allgrove J (1995) Homozygous protein C deficiency–management with protein C concentrate. Eur J Pediatr 154: 534–538
8. Bergmann F, Hoyer PF, D'Angelo SV, Mazzola G, Oesterich C, Barthels M, D'Angelo A (1995) Severe autoimmune protein C deficiency in a boy with idiopathic purpura fulminans. Br J Haematol 89:610–614
9. Bernard GR, Ely EW, Wright TJ et al. (2001) Safety and dose relationship of recombinant human activated protein C for coagulopathy in severe sepsis. Crit Care Med 29: 2051–2059

10. Bernard GR, Vincent JL, Laterre PF et al. (2001) Efficacy and safety of recombinant human activated protein C for severe sepsis. N Engl J Med 344:699-709
11. Busuttil DP, Hay CR, Lewis MA, Wynn RF (2000) Aggressive multiple modality therapy for varicella-associated purpura fulminans. Br J Haematol 110:1012-1013
12. Carpenter CT, Kaiser AB (1997) Purpura fulminans in pneumococcal sepsis: case report and review. Scand J Infect Dis 29:479-483
13. Clarke RC, Johnston JR, Mayne EE (2001) Meningococcal septicaemia: treatment with protein C concentrate. Intensive Care Med 26:471-473
14. Cnota JF, Barton LL, Rhee KH (1999) Purpura fulminans associated with streptococcus pneumoniae infection in a child. Pedriatr Emerg Care 15:187-188
15. Conlan MG, Bridges A, Williams E, Marlar R (1988) Familial type II protein C deficiency associated with warfarin-induced skin necrosis and bilateral adrenal hemorrhage. Am J Hematol 29:226-229
16. Conway EM, Rosenberg RD (1988) Tumor necrosis factor suppresses transcription of the thrombomodulin gene in endothelial cells. Mol Cell Biol 8:5588-5592
17. De Franzo AJ, Marasco P, Argenta LC (1995) Warfarin-induced necrosis of the skin. Ann Plast Surg 34:203-208
18. De Stefano V, Mastrangelo S, Schwarz HP, Pola P, Flore R, Bizzi B, Leone G (1993) Replacement therapy with a purified protein C concentrate during initiation of oral anticoagulation in severe protein C congenital deficiency. Thromb Haemost 70:247-249
19. Dhainaut JF, Marin N, Mignon A, Vinsonneau C (2001) Hepatic response to sepsis: Interaction between coagulation and inflammatory processes. Crit Care Med 29:S42-S47
20. Dreyfus M, Magny JF, Bridey F, Schwarz HP, Planche C, Dehan M, Tchernia G (1991) Treatment of homozygous protein C deficiency and neonatal purpura fulminans with a purified protein C concentrate. N Engl J Med 325:1565-1568
21. Ezer U, Misirlioglu ED, Colba V, Ogoz E, Kurt C (2001) Neonatal purpura fulminans due to homozygous protein C deficiency. Pediatr Hematol Oncol 18:453-458
22. Faust SN, Levin M, Harrison OB et al. (2001) Dysfunction of endothelial protein C activation in severe meningococcal sepsis. N Engl J Med 345:408-416
23. Fijnvandraat K, Derkx B, Peters M et al. (1995) Coagulation activation and tissue necrosis in meningococcal septic shock: severely reduced protein C levels predict a high mortality. Thromb Haemost 73:15-20
24. Galanakis A, Apokotou M, Alfadaki S, Gesouli E, Lapatsanis P (1999) Purpura fulminans complicating pneumococcal sepsis. Eur J Pediatr 158:171
25. Gamba G, Montani N, Montecucco CM, Caporali R, Ascari E (1991) Purpura fulminans as clinical manifestation of atypical SLE with antiphospholipid antibodies: a case report. Haematologica 76:426-428
26. Herrera R, Hobar PC, Ginsburg CM (1994) Surgical intervention for the complications of meningococal-induced purpura fulminans. Pediatr Infect Dis J 13:734-737
27. Huang DB, Price M, Pokorny J, Gabriel KR, Lynch R, Paletta CE (1999) Reconstructive surgery in children after meningococcal purpura fulminans. J Pediatr Surg 34:595-601
28. Inbal A, Kenet G, Zivelin A et al. (1997) Purpura fulminans induced by disseminated intravascular coagulation following infection in 2 unrelated children with double heterozygosity for factor V Leiden and protein S deficiency. Thromb Haemost 77:1086-1089

29. Johansen K, Hansen ST (1992) Symmetrical peripheral gangrene (purpura fulminans) complicating pneumococcal sepsis. Am J Surg 41:24–31
30. Josephson C, Nuss R, Jacobson L, Hacker MR, Murphy J, Weinberg A, Manco-Johnson MJ (2001) The varicella-autoantibody syndrome. Pediatr Res 50:345–352
31. Kemahli S, Alhenc-Gelas M, Gandrille S, Aiach M, Akar N, Cin S (1998) Homozygous protein C deficiency with a double variant His 202 to Tyr and Ala 346 to Thr. Blood Coagul Fibrinolysis 9:351–354
32. Kondaveeti S, Hibberd ML, Booy R, Nadel S, Levin M (1999) Effect of factor V Leiden mutation on the severity of meningococcal disease. Pediatr Infect Dis J 18:893–896
33. Levin M, Eley BS, Louis J, Cohen H, Young L, Heyderman RS (1995) Postinfectious purpura fulminans caused by an autoantibody directed against protein S. J Pediatr 127:355–363
34. Lorente JA, Garcia-Frade LJ, Landin L, de Pablo R, Torrado C, Renes E, Garcia-Avello A (1993) Time course of hemostatic abnormalities in sepsis and its relation to outcome. Chest 103:1536–1542
35. Manco-Johnson MJ, Abshire TC, Jacobson LJ, Marlar RA (1991) Severe neonatal protein C deficiency: prevalence and thrombotic risk. J Pediatr 119:793–798
36. Manco-Johnson MJ, Nuss R, Key N et al. (1996) Lupus anticoagulant and protein S deficiency in children with postvaricella purpura fulminans or thrombosis. J Pediatr 128:319–323
37. Marlar RA, Montgomery RR, Broekmans AW (1989) Diagnosis and treatment of homozygous protein C deficiency. Report of the working party on homozygous protein C deficiency of the subcommittee on protein C and protein S, International Committee on Thrombosis and Haemostasis. J Pediatr 114:528–534
38. Marlar RA, Sills RH, Groncy PK, Montgomery RR, Madden RM (1992) Protein C survival during replacement therapy in homozygous protein C deficiency. Am J Hematol 41:24–31
39. Mesters RM, Helterbrand J, Utterback BG et al. (2001) Prognostic value of protein C concentrations in neutropenic patients at high risk of severe septic complications. Crit Care Med 28:2209–2216
40. Minford AM, Parapia LA, Stainforth C, Lee D (1996) Treatment of homozygous protein C deficiency with subcutaneous protein C concentrate. Br J Haematol 93:215–216
41. Mosnier LO, Meijers JC, Bouma BN (2001) Regulation of fibrinolysis in plasma by TAFI and protein C is dependent on the concentration of thrombomodulin. Thromb Haemost 85:5–11
42. Muller FM, Ehrenthal W, Hafner G, Schranz D (1996) Purpura fulminans in severe congenital protein C deficiency: monitoring of treatment with protein C concentrate. Eur J Pediatr 155:20–25
43. Nadel S, De Munter C, Britto J, Habibi P, Levin M (1998) Recombinant tissue plasminogen activator restores perfusion in meningococcal purpura fulminans. Crit Care Med 26:971–972
44. Nguyen P, Reynaud J, Pouzol P, Munzer M, Richard O, Francois P (1994) Varicella and thrombotic complications associated with transient protein C and protein S deficiencies in children. Eur J Pediatr 153:646–649
45. Nolan J, Sinclair R (2001) Review of management of purpura fulminans and two case reports. Br J Anaesth 86:581–586

46. Powars D, Larsen R, Johnson J et al. (1993) Epidemic meningococcemia and purpura fulminans with induced protein C deficiency. Clin Infect Dis 17:254–261
47. Powars DR, Rogers ZR, Patch MJ, McGehee WG, Francis RB Jr (1987) Purpura fulminans in meningococcemia: association with acquired deficiencies of proteins C and S. N Engl J Med 317:571–572
48. Rintala E, Kauppila M, Seppala OP, Voipio-Pulkki LM, Pettila V, Rasi V, Kotilainen P (2000) Protein C substitution in sepsis-associated purpura fulminans. Crit Care Med 28:2373–2378
49. Rintala E, Seppala OP, Kotilainen P, Pettila V, Rasi V (1998) Protein C in the treatment of coagulopathy in meningococcal disease. Crit Care Med 26:965–968
50. Rivard GE, David M, Farrell C, Schwarz HP (1995) Treatment of purpura fulminans in meningococcemia with protein C concentrate. J Pediatr 126:646–652
51. Sanz-Rodriguez C, Gil-Fernandez JJ, Zapater P et al. (1999) Long-term management of homozygous protein C deficiency: replacement therapy with subcutaneous purified protein C concentrate. Thromb Haemost 81:887–890
52. Schramm W, Spannagl M, Bauer KA, Rosenberg RD, Birkner B, Linnau Y, Schwarz HP (1993) Treatment of coumarin-induced skin necrosis with a monoclonal antibody purified protein C concentrate. Arch Dermatol 129:753–756
53. Scully MF, Toh CH, Hoogendoorn H, Manuel RP, Nesheim ME, Solymoss S, Giles AR (1993) Activation of protein C and its distribution between its inhibitors, protein C inhibitor, alpha 1-antitrypsin and alpha 2-macroglobulin, in patients with disseminated intravascular coagulation. Thromb Haemost 69:448–453
54. Smith OP, White B, Vaughan D, Rafferty M, Claffey L, Lyons B, Casey W (1997) Use of protein-C concentrate, heparin, and haemodiafiltration in meningococcus-induced purpura fulminans. Lancet 350:1590–1593
55. Takano S, Kimura S, Odama S, Aoki N (1990) Plasma thrombomodulin in health and diseases. Blood 76:2024–2029
56. Tambyah PA, Kumarasinghe G, Chan HL, Lee KO (1997) Streptococcus suis infection complicated by purpura fulminans and rhabdomyolysis: case report and review. Clin Infect Dis 24:710–712
57. Vary TC, Kimball SC (1992) Regulation of hepatic protein synthesis in chronic inflammation and sepsis. Am J Physiol 262:C445–C452
58. Vukovich T, Auberger K, Weil J, Engelmann H, Knobl P, Hadorn HB (1988) Replacement therapy for a homozygous protein C deficiency state using a concentrate of human protein C and S. Br J Haematol 70:435–440
59. Warren BL, Eid A, Singer P et al. (2001) High-dose antithrombin III in severe sepsis. A randomized controlled trial. JAMA 286:1869–1878
60. Watanabe R, Wada H, Sakakura M et al. (2001) Plasma levels of activated protein C-protein C inhibitor complex in patients with hypercoagulable states. Am J Hematol 65:35–40
61. Wermes C, Bergmann F, Reller B, Sykora KW (1999) Severe protein C deficiency and aseptic osteonecrosis of the hip joint: a case report. Eur J Pediatr 158 (Suppl 3):S159–S161
62. White B, Livingstone W, Murphy C, Hodgson A, Rafferty M, Smith OP (2001) An open-label study of the role of adjuvant hemostatic support with protein C replacement therapy in purpura fulminans-associated meningococcemia. Blood 96:3719–3724

63. Woods CR, Johnson CA (1998) Varicella purpura fulminans associated with heterozygosity for factor V Leiden and transient protein S deficiency. Pediatrics 102:1208–1210
64. Yan SB, Helterbrand JD, Hartman DL, Wright TJ, Bernard GR (2001) Low levels of protein c are associated with poor outcome in severe sepsis. Chest 120:915–922
65. Zenz W, Bodo Z, Zobel G, Fanconi S, Rettenbacher A (1998) Recombinant tissue plasminogen activator restores perfusion in meningococcal purpura fulminans. Crit Care Med 26:969–971
66. Zenz W, Muntean W, Zobel G, Grubbauer HM, Gallistl S (1995) Treatment of fulminant meningococcemia with recombinant tissue plasminogen activator. Thromb Haemost 74:802–803

KAPITEL 8

Treatment with AT III Concentrate in Pre-Eclampsia

D. M. Paternoster, D. Snijders, M. Micaglio, J. De Toffoli, L. Becagli, A. Ambrosini and W. Moroder

Abstract

In pre-eclampsia, the administration of AT III concentrate may play an important role, because the available remedies for pre-eclampsia affect the symptoms permitting only temporary control of hypertension, vasoconstriction and reduced volemia. Therapeutic approaches to resolve the disease should be aimed at the endothelium, which plays a fundamental role in the pathogenesis of pre-eclampsia. AT III with its anticoagulant and, above all, anti-inflammatory activity, has a protective action on the endothelial cells, interacting and blocking the vicious circle of vasoconstriction which leads to multiple organ failure.

On the basis of the clinical approaches, we have carried out two trials on AT III therapy: the first was a prospective case trial, evaluating the modifications of clotting and clinical parameters before and immediately after delivery, in patients with pre-eclampsia treated or untreated with AT III concentrate. We analysed 41 patients with pre-eclampsia treated with AT III concentrate and 29 patients with pre-eclampsia untreated with AT III concentrate. Patients with AT III activity = 75% were treated with AT III concentrate = (100%-basal value) × kg (body weight).

The second trial, a pilot trial, was conducted to verify the therapeutic efficacy on clinical parameters of the administration of AT III concentrate in pregnancy complicated by intermediate pre-eclampsia. Seven patients with pre-eclampsia who were hospitalised between 24 and 34 weeks of gestation were included. Each patient received intravenous AT III concentrate (3000 U/l) once a day for 5 days. The main endpoints were the duration of pregnancy, gestational age at delivery, improvement of the proteinuria and hypertension, improvement of coagulation abnormalities, improvement of intra- and post-partum complications.

According to our results in the first trial, pre-partum administration of AT III concentrate avoids severe intra- and post-partum complications. Furthermore,

the therapy with AT III shows:
- a protective effect on endothelium,
- a significant increase of AT III after delivery and
- significant reduction of complications, intra-as well as post-partum.

In the second trial, with regard to biochemical parameters, we found that fibrinolysis (D-dimer) and plasma fibronectin levels (marker of endothelial damage) stabilized and that there was a reduction of uricemia. AT III treatment prolonged the pregnancy by approximately 6.5 days. Also, this treatment improved maternal clinical parameters (proteinuria and hypertension). According to our results, administration of AT III concentrate avoids severe intra- and post-partum complications, although this is not the only therapeutic advantage of AT III over traditional treatment, for example like fresh frozen plasma infusion. This therapy often yields a slight and unsatisfactory increase in AT III activity, with the risk of volume overload and pulmonary oedema.

The endothelium plays an important role in the pathogenesis of pre-eclampsia. It is target for the experimental therapy of this disease. The AT III is correlated not only to anticoagulative effects, but also to the anti-inflammatory action and to the development of integrate protective action of the endothelial cells. It blocks the vicious circle of the vasoconstriction, which can take to multiple organ failure (MOF). Time and doses are fundamental in order to achieve the prevention of MOF. Moreover, since at early gestational ages it allows better fetal development, this therapy may reduce the risks of pre-term delivery complication like RDS and intraventricular hemorrhagia. The treatment of pre-eclampsia with AT III concentrate improved clinical signs, corrected the hypercoagulability and improved fetal status and perinatal outcome.

Introduction

It is generally accepted that the haemostatic balance in normal pregnancy is leaning towards hypercoagulability. Plasma levels of several coagulation factors (e.g. factors VII, VIII, X and fibrinogen) are rised, and increased concentrations of plasminogen activator inhibitor types 1 and 2 (PAI-1, PAI-2) suppress fibrinolysis [6]. Thus, there is a predisposition to thromboembolism in late pregnancy [20]. In pre-eclampsia, the unbalance of haemostasis seems to be further exaggerated. It has been reported that antithrombin III (AT III), the most important physiological coagulation inhibitor, is significantly decreased, indicating intravascular coagulation [17]. Compared with vasodilatation and volemic expansion in a normal pregnancy, pre-eclampsia represents a condition of vasoconstriction and volemic contraction with evidence of intravascular coagulation.

The endothelium plays a fundamental role in the etiopathogenesis of the syndrome. Healthy endothelial cells maintain vascular integrity, prevent platelets adhesion and influence the tone of underlying vascular nonstriated muscle. Injured endothelial cells are unable to perform these functions and therefore lead to increased capillary permeability, platelets thrombosis and increased muscular tone. These characteristics are observed in pre-eclampsia and suggest that the maternal syndrome is at least in part an endothelial disorder.

Evidence of endothelial cellular injury, prior to clinical manifestation, is proved by the presence of endothelial cell activation markers. Specifically, fibronectin and Factor-VIII-related Ag levels are high [1, 16]. Some agents such as cytokines (Interleukine 1, Interleukine 6), viruses and growth factors can modify the endothelium and later its haemostatic properties. Particular attention must be paid to the role of thrombin, which can cause different degrees of endothelium alteration [7, 14]. Firstly, thrombin acts on endothelial permeability, increasing the passage of proteins and fluids in the interstitial space. Secondly, it induces platelets aggregation factor (PAF) synthesis. This phospholipid is a strong leucocytes activator and leads to their aggregation and to the release of enzymes (elastase) and oxidizing substances. Thirdly, thrombin appears to play an important role in endothelial cell proliferation. This angiogenic ability of - endothelium reparation is often associated with the formation of fibrin and fibrinogen/fibrin complexes, which are optimal substrate for endothelial cells adhesion and proliferation. In conclusion, thrombin mediates not only thrombotic but also inflammatory processes. In any case, there are different modalities of thrombin response depending on the type of endothelium, according to a different number of thrombin receptors. These receptors are rarely exposed to large vessel surfaces and their presence is more marked in the microcirculatory system.

Thrombin seriously affects endothelium functions, but this inflammatory action usually occurs at concentrations seldom reached in vivo in soluble form. High thrombin concentrations, which may occur in severe pre-eclampsia, are due not only to thrombin synthesis, but also to its gradual release during the fibrinolytic process. In fact, a portion of thrombin can be captured in the fibrin clot formation, the cell matrix and the endothelium [14].

Development of the clinical syndrome follows variations occurring in the endothelium, reduced production of prostacyclin and probably nitric oxide. The release of platelet-deriving factors such as tromboxane and serotonine influences the balance of paracrine factors and leads to vasoconstriction. The release of procoagulant endothelial factors such as interleukins, and the interaction between endothelium and activated platelets, lead to slight disseminated intravascular coagulation and fibrinolysis mediated by the intact endothelium (1st stage). In this case, the disease is characterised by the development of hypertension.

In severe untreated pre-eclampsia, the mechanism of endothelial damage and vasoconstriction leads to the formation of a vicious circle that progressively results in a diffused disease of the microcirculatory system (decompensation phase of the disease). The most affected organs are kidneys, lungs, liver and brain, i.e. those with very high levels of microcirculation and also a higher number of thrombin receptors [8, 12].

Early recognition of pre-eclampsia in the asymptomatic phase is essential for optimal treatment, but it can be difficult due to the subclinical prodromal phase and to the non-specific revealing signs of the syndrome. Moreover, at present, no diagnostic test is sufficiently sensitive for screening. After diagnosis, therapy must be addressed to the prevention of further complications. The available remedies for pre-eclampsia affect the symptoms, permitting temporary control of hypertension, vasoconstriction and reduced volume [15, 23].

Previous publications confirmed the therapeutic efficacy of AT III in DIC [9]. Baudo et al. [2] suggest that AT III concentrate reduces mortality in subgroup of septic shock patients only, nor in other patients admitted to the intensive care unit (ICU). More recent papers showed that AT III plays an important role in DIC and sepsis. This is the basis for considering antithrombin concentrates as an additional therapeutic modality [3, 10]. Terao et al. [22] reported that the anticoagulant therapy using AT III might normalise the chronic coagulation accelerated state in pre-eclampsia, and a good influence on the fetus may be expected.

Materials and Methods

On the basis of the clinical studies, we have carried out two trials on AT III therapy.

The first trial was a prospective case study, evaluating the modifications of clotting and of clinical parameters before and immediately after delivery, in patients with pre-eclampsia treated or untreated with AT III concentrate. We have analysed 29 patients with pre-eclampsia not treated with AT III concentrate and

41 patients with pre-eclampsia treated with AT-III -concentrate, attended consecutively in our Clinic for antenatal care between June 1998 and June 2001. Pre-eclampsia was diagnosed according to conventional criteria [11]: raised diastolic blood pressure above 90 mmHg on two occasions 6 h apart with proteinuria 0.3 g/24 h and return to normotension after delivery. The two groups of women were comparable for age, parity and weeks of pregnancy. Of the 70 patients who on admission and before delivery had AT III values ≤75%, 55 (78.5%) were affected with pre-eclampsia and 15 (21,4%) with HELLP Syndrome. Diagnosis of HELLP syndrome was based on the clinical diagnosis of pre-eclampsia and all the following laboratory abnormalities: characteristic peripheral blood smear, serum lactic dehydrogenase >600 U/l (or total bilirubin >1.2 mg/dl), serum aspartate aminotrasferase >70 U/l and platelet count <100.000/mm^3. Routine laboratory evaluation included serial measurements of liver function tests, complete blood cell count, coagulation profile and renal function tests. Disseminated intravascular coagulation (DIC) was defined as the presence of low platelet (100.000/mm^3), low fibrinogen (<300 mg/dl), positive fibrin split products (≥40 μg/dl), prolonged prothrombin time (≥14 seconds) and partial thromboplastin times (≥40 seconds). Each participant signed a written informed consent form approved by the Human Subjects Committee of the University of Padua Health Sciences Center. All patients underwent coagulation tests on admission, before therapy and every 24 hours. To facilitate differential diagnosis between conventional pre-eclampsia and HELLP syndrome, the following laboratory tests were performed: red cell count, haemoglobin, haematocrit, transaminase, LDH, bilirubin, total proteins, creatinin, 24 h-proteinuria. Coagulation tests were performed included: platelet count, PT, PTT, fibrinogen, D-dimer (FDP), AT III activity and plasma fibronectin (FN) as a marker of endothelial damage. All patients routinely received bolus doses of nifedipine to control severe hypertension and close monitoring of fluid intake and output was made. Patients with AT III activity 75% were treated with AT III concentrate until normalisation of plasma AT III was obtained, according to the formula:

AT-III concentrate = (100% − basal value) × kg (body weight).

This therapeutic regimen was maintained until normalisation of AT III plasma levels. For statistical analysis, we have used the Mann-Whitney test considering $p<0.05$ as a significant value.

The second trial is a pilot randomised case control trial to verify the therapeutic efficacy of the administration of AT III concentrate on the clinical parameters in pregnancy complicated by intermediate pre-eclampsia. The control cases received AT III only in a reintegrated traditional dosage of the normal plasma levels. Seven patients with pre-eclampsia who were hospitalised between 24 and 34 weeks of gestation were included. Severe pre-eclampsia was defined by the presence of hypertension plus proteinuria (systolic blood pressure ≥160 mmHg and diastolic blood pressure ≥110 mmHg, and/or proteinuria >2 g/l of protein in 24-h urine collection). Each patient received intravenous ATIII concentrate (3000 U.I.) once a day for 5 days. AT III is a purified concentrate of human AT III, derived from Heparin based chromatography from fresh centrifuged plasma. The main endpoints were the duration of pregnancy, gestational age at delivery, improvement of the proteinuria and hypertension, improvement of coagulation abnormalities and improvement of intra- and post-partum complications. The following laboratory tests executed: FN, AT III activity, D-dimer, uricaemia.

Results

Table 8.1 shows clinical characteristics of the patients included in the first study. No statistically significant differences were observed for age, parity and gestational age in the two groups. No statistically significant difference was observed in the untreated group regarding coagulation parameters pre- and post-partum (Table 8.2) and biochemical parameters (Table 8.3). Statistical significance was observed for plasma FN levels and AT III activity in the treated group between 1 day before and 1 day after delivery ($p<0.05$; Table 8.4). No statistically significant difference was observed in the treated group regarding biochemical parameters (Table 8.5). Comparison between untreated and treated groups has shown statistical significance in AT III and FN post-partum values ($p<0.05$). Clinical parameters and intra- and post-partum complications were also evaluated (Table 8.6). In the untreated group, only 19.04% of patients had no compli-

Table 8.1. Clinical features of pregnancy

	Not treated (n=29)	AT III treatment (n=41)
Age (year)	30.7 (SD ± 4.3)	31.1 (SD ± 5.2)
Parity	0	0
Duration of pregnancy	33.5 (SD ± 3.1)	33.2 (SD ± 4.7)

Mann-Whitney Test; p=N.S.

Table. 8.2. Coagulation parameters in not treated patients

	Before delivery mean ± SD	After delivery mean ± SD
AT III%	61 ± 6.1	69.5 ± 10.2
D-DIMER μg/l (≤200)	750 ± 494.7	700 ± 735.5
Fibronectin mg/l (250–400)	570 ± 81.6	590 ± 86.3
Platelets (150–450 × 10^9)	66 ± 36.4	80 ± 49.5
PT (75–110%)	100 ± 9.5	100 ± 13.5
PTT (23–32 s)	30.5 ± 9.9	42.5 ± 22.3
GR (3.5–5.5 × 10^{12}/L)	2.9 ± 1.6	3.2 ± 0.6
Hb (115–147 g/L)	96.6 ± 32.6	91.2 ± 14.6
Hct (0.36–0.48 g/L)	0.1 ± 0.5	0.3 ± 5.6

Mann-Whitney Test; p=N.S.

Table. 8.3. Biochemical parameters in not treated patients

	Before delivery mean ± SD	After delivery mean ± SD
Creatinine (53–115 umol/L)	71.5 ± 39.8	68.22 ± 4
Total protein (60–80 g/L)	32 ± 27.6	49 ± 46.7
24 h u. protein (0.01–0.10 g/24 h)	1.1 ± 3.4	0.9 ± 2.5
Bilirubin (1.7–17 umol/L)	3.2 ± 4.05	5.6 ± 3.3
AST (10–45 U/L)	143.6 ± 109.5	64.7 ± 62.6
ALT (5–55 U/L)	151.2 ± 131.4	62 ± 42.8
LDH (190–380 U/L)	450 ± 234.6	506 ± 346.8

Mann-Whitney Test; p=N.S.

cations. Complications observed were sub-fascial haematoma (9.52%), pulmonary oedema (9.52%), pancreatitis (4.76%), DIC (14.28%), post-partum haemorrhage (9.52%), intrauterine death (4.76%) and admission to intensive care unit (42.85%). Of the treated group, 83.33% of patients had no complications before or after delivery.

In the second trial, with regard to biochemical parameters, we found that fibrinolysis (FDP; Figure 8.1) and plasma fibronectin levels (marker of endothelial damage; Figure 8.2) stabilised and that there was a reduction of uricaemia (Figure 8.3). Finally, we found high increase of AT III activity (Figure 8.4).

Table 8.4. Coagulation parameters in treated patients

	Before delivery mean ± SD	After delivery mean ± SD
AT III%	66.5 ± 14.5	85 ± 16.5[a]
D-DIMER µg/l (≤200)	317.5 ± 473.3	235.5 ± 617.3
Fibronectin mg/l (250–400)	1084.5 ± 570.6	739 ± 134[a]
Platelets (150–450 × 10^9)	131 ± 58.5	119.5 ± 77.3
PT (75–110%)	100 ± 8.7	100 ± 11.4
PTT (23–32 s)	31 ± 8.4	31.5 ± 9.5
GR (3.5–5.5×10^{12}/L)	3.2 ± 1.5	2.9 ± 9.6
Hb (115–147 g/L)	93.2 ± 32	89.5 ± 65
Hct (0.36–0.48 g/L)	0.3 ± 4.2	0.2 ± 0.4

Mann-Whitney Test; [a]p <0.05

Table. 8.5. Biochemical parameters in treated patients

	Before delivery mean ± SD	After delivery mean ± SD
Creatinine (53–115 umol/L)	71.1 ± 25.9	73.5 ± 22.05
Total protein (60–80 g/L)	36.6 ± 24.4	43.67 ± 32.8
24 h u. protein (0.01–0.1 g/24 h)	1.3 ± 2.9	2.35 ± 2.6
Bilirubin (1.7–17 umol/L)	6.8 ± 5.6	8.8 ± 5
AST (10–45 U/L)	80 ± 77.1	120.2 ± 191.4
ALT (5–55 U/L)	63.8 ± 68.5	118 ± 201.9
LDH (190–380 U/L)	489 ± 234.7	563.6 ± 345.6

Mann-Whitney Test; p=N.S.

AT III treatment prolonged the pregnancy by approximately 6.5 days. Also, this treatment improved maternal clinical parameters (proteinuria and hypertension). All the babies delivered by the treated mothers had a good Apgar score and pH>7. According to our results, administration of AT-III concentrate avoids severe intra- and post-partum complications, although this is not the only therapeutic advantage of AT III over traditional treatment, like fresh frozen plasma infusion. This therapy often yields a slight and unsatisfactory increase in AT III activity, with the risk of volume overload and pulmonary oedema.

Table 8.6. During and after delivery complications

	Not treated (n=41) [%]	AT-III treatment (n=29) [%]
Subfascial hematoma	9.52	0
Pulmonary oedema	9.52	0
Pancreatitis	4.76	0
Disseminated Intravascular Coagulopathy	14.28	0
Post-partum haemorrhage	9.52	0
Admission to ICU	42.85	16.66
Intrauterine death	4.76	0
No complications	19.04	83.33

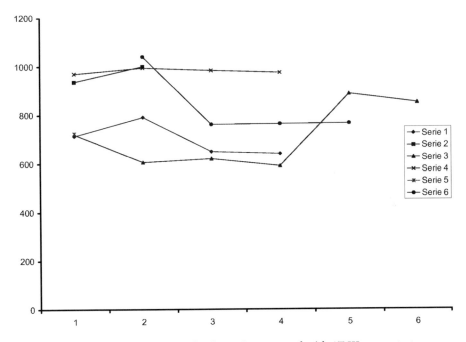

Fig. 8.1. Trend of fibronectin values for the patients treated with AT III concentrate

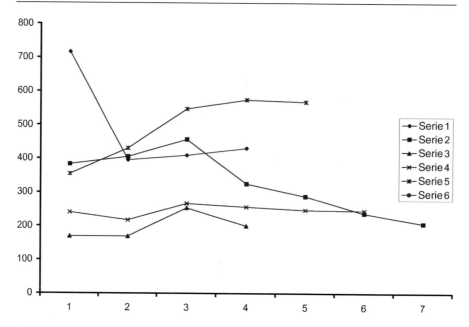

Fig. 8.2. Trend of FDP (D-dimer) values for the patients treated with AT III concentrate

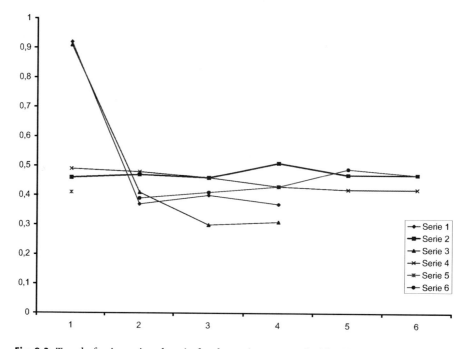

Fig. 8.3. Trend of uricaemia values in for the patients treated with AT III concentrate

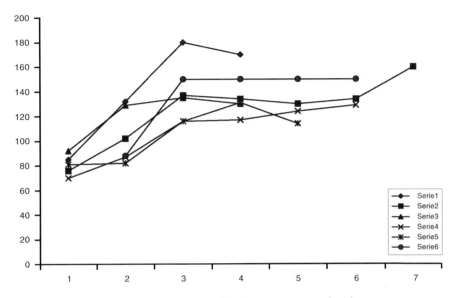

Fig. 8.4. Variation in AT III concentrations for the patients treated with AT III concentrate

Discussion

Physiological pregnancy determines a thrombophilic status due to increased coagulation cofactors, while inhibitors do not increase (AT III) or may even decrease (proteins C and S [4, 21, 25]. In pre-eclampsia, reduced production of prostacyclin at endothelial level and release of vasoconstrictive factors, result in chronic and compensated disseminated intravascular coagulation, with increased fibrinolysis corresponding to increased fibrin deposits [12]. The administration of AT III concentrate may play an important role. It interacts directly on the pathogenesis of pre-eclampsia, at the level of endothelial damage, stabilising the endothelial surface, enhancing release of vasoactive substances with dilating action and preventing exposure of collagen beneath the endothelium and consequent clotting activation. AT III neutralises thrombin (antithrombotic action) and also has an antiphlogistic action. Recent studies have demonstrated the presence on the endothelial surface of glycosaminoglycans (GAGs), molecules similar to heparin of which heparansulphates are the most observed. The AT III circulating in plasma links to heparan-sulphate of the endothelial surface through the attraction created by positive and negative charges. This link produces morphologic changes, allowing AT III to bind to thrombin and forming an inactive complex [5]. Moreover, the stable link between AT III and GAGs leads to the release of PGI2 prostaglandin which has high anti-aggregating and anti-inflammatory actions, thus reducing the release of lysosomial proteins (elastase, cathepsin β) and cytokines. Removal of the feto-placental unit, the cause of pre-eclampsia, is fundamental for resolution of the disease. However, it may trigger intravascular coagulopathy, the result of exhaustion of inhibiting mechanisms rather than further activation of the coagulation system. Delivery of the placenta may therefore represent a break point in the delicate status of clotting compensation and explain the passage from "compensated DIC" to "decompensated DIC" [12]. The passage of thromboplastin material into systemic circulation at the moment of the separation of the placenta often causes total exhaustion of inhibitors and causes coagulopathy with severe hemorrhagic complications. As reported in the literature, the percentage of pre-eclampsia with pre-partum DIC complications is very low (10%), while the incidence of decompensated DIC post-partum is higher. Clotting decompensation is difficult to treat and often has unfavourable prognosis [15]. According to our results, pre-partum administration of AT III concentrate avoids severe intra- and post-partum complications, although this is not the only therapeutic advantage of AT III over traditional therapies. Theoretically, it is possible to treat AT III deficiency by administering blood, fresh plasma or fresh frozen plasma. However, this treatment is limited because of the high absolute volume of these products. Infusion of fresh frozen plasma often yields a slight and unsatisfactory increase in AT III activity. On the contrary, the concentrate determines a significant increase in AT III plasma activity without overloading the total volume or altering protein content, thus reducing the incidence of post-partum pulmonary edema. This therapy seems particularly appropriate for HELLP syndrome, characterised by compensated chronic coagulopathy affecting the microcirculatory system which, if untreated in the post-partum phase, leads to a deteriorated symptomatology and biohumoral parameters [19]. The efficacy of AT III therapy is also demonstrated in our study by its protective effect on the endothelium. Our data, in fact, show a reduction in markers of endothelial damage in the post-partum phase in patients treated with AT III, indicating high anti-inflammatory activity in addition to the already well-known anti-thrombotic activity [9].

Therapeutic approaches to resolve the disease should be aimed at the endothelium, which plays a fundamental role in the pathogenesis of pre-eclampsia. AT III with its anticoagulant and, above all, anti-inflammatory activity, has a protective action on the endothelial cell, interacting and blocking the vicious circle of vasoconstriction that leads to multiple organ failure. Therapeutic efficacy depends essentially on dosage and on timing. Pregnancies complicated by severe pre-eclampsia/eclampsia usually have generalised arterial vasospasm resulting in increased systemic vascular resistance (increased afterload), reduced plasma volume (decreased preload), and increased left ventricular stroke work index (hyperdynamic heart). In addition, renal function is impaired, serum albumin is reduced, and capillary permeability is increased due to endothelial cell injury. Consequently, the above changes will predispose these patients to an increased risk of pulmonary oedema. However, pulmonary oedema is infrequently encountered in well management cases of pure pre-eclampsia. The mechanism responsible for this high incidence of late-onset post-partum oedema may be related to delay post-partum mobilisation of extracellular fluids, and to the high number of associated maternal complications (DIC, acute renal failure, and ascites). The presence of many of these complications mandates the use of large volumes of fluids and various medications that may have contributed to the development of oedema [18]. Pre-eclampsia associated pancreatitis has rarely been reported. In an older report 9 of 98 cases of pancreatitis were related to eclampsia. Microthrombi, intravascular coagulation and vasculitis observed during pre-eclampsia can lead to neurologic, renal, cerebral, hepatic, and placental disorders; it is thus likely that pancreatic vessels are also altered [13].

Therapeutic remedies should start when there is still endothelial integrity and not when rapidly progressive multiple organ failure has already developed. In conclusion, the treatment of pre-eclampsia should consider the possibility of multiple organ failure – placental, hepatic, renal and pulmonary – and should prevent, instead of attempting to treat the consequences of an already serious clinical situation. The endothelium plays an important role in the pathogenesis of pre-eclampsia. It is the target for the experimental therapy of this disease. The AT III is correlated not only to an anticoagulative effect, but also to the anti-inflammatory action and to the development of integrate protective action of the endothelial cells. It blocks the vicious circle of the vasoconstriction that can take to multiple organ failure (MOF). Time and doses are fundamental in order to achieve the prevention of MOF.

Moreover, since at early gestational ages it allows better fetal development, this therapy may reduce the risks of pre-term delivery complication like RDS and intraventricular haemorrhage. The treatment of pre-eclampsia with AT III concentrate improved clinical signs, corrected the hypercoagulability and improved fetal status and perinatal outcome.

A decrease in the AT III plasma level generally indicates increased thrombin binding secondary to increased thrombin generation. Low AT III levels were observed in pre-eclamptic and eclamptic patients [24]. The values correlated well with the severity of the maternal condition. The present trials have revealed that AT III concentrate produced a good effect on maternal clinical symptoms and fetal outcome. This result could suggest that thrombin activation plays one of the most important roles in the pathogenesis of pre-eclampsia.

As AT III is not able to pass the placenta, because of its size, the positive effect on the outcome of the new-borns can only be related to the improvement of the maternal symptoms.[1]

References

1. Balleger V, Splitz B (1989) Predictive value of increased levels of fibronectin in gestational hypertension. Am J Obstet Gynecol 16:432-436
2. Baudo F, Caimi T.M, de Cataldo F, Ravizza A, Arlati S, Casella G et al. (1998) Antithrombin III (AT III) replacement therapy in patients with sepsis and/or postsurgical complications: a controlled double-blind, randomized, multicenter study. Intensive Car Med 24:336-342
3. Bick RL (1998) Disseminated intravascular coagulation: Pathophysiological mechanisms and manifestations. Seminars in Thromb and Hemostasis 24:3-18
4. Esmon CI (1993) Molecular events that control the protein C anticoagulant pathway. Thromb Haemost 70:29-35
5. Frebelius S, Hedin U, Swedenborg J (1994) Thrombogenicity of the injured vessel wall role of antithrombin and heparin. Thromb Haemost 71(1):147-153
6. Greer IA (1994) Haemostasis and thrombosis in pregnancy. In: Bloom AL, Forbes CD, Thomas DP, Tuddenham EGD (eds) Haemostasis and thrombosis. 3rd edn. Churchill Livingstone, Edinburgh, pp 987-1015
7. Ji Chen, Maki Ishii, Ling Wang, Kenji Ishii, Shaun R (1994) Thrombin receptor activation. J Biol Chem 269(23):16041-16045
8. Kobayashi T, Terao T (1987) Pre-eclampsia as chronic disseminated intravascular coagulation. Gynecol Obstet Inves 24:170
9. Maki M, Terao T, Ikenoue T, Takemura T, Sekiba K, Shirakawa K, Soma H (1987) Clinical evaluation of antithrombin III concentrate for disseminated intravascular coagulation in Obstetrics. Gynecol Obstet Inves 23:230-240
10. Mammen EF (1998) Antithrombin: Its physiological importance and role in DIC. Seminars in Thrombosis and Hemostasis 24:19-25
11. National High Blood Pressure Education Program Working Group (1990) Report on High Blood Pressure in Pregnancy. Am J Obstet Gynecol 163:1689-1712
12. Pezzy KG, Martin JM (1992) Abnormal haemostasis and coagulophathy in pre-eclampsia and eclampsia. Clin Obstet Gynecol 35:338-350

---

[1] This work was partially supported by a university grant (MURST ex-60%).

13. Ramin KD, Ramin SM, Richey SD, Cunnigaham FG (1995) Acute pancreatitis in pregnancy. Am J Obstet Gynecol 173:187–191
14. Rbiet MJ, Plantier JL, Dejana E (1994) Thrombin-induced endothelial cell dysfunction. Brit Med Bull 50:936–945
15. Redman CWG, Roberts JM (1993) Management of pre-eclampsia. Lancet 341:1451–1454
16. Roberts JM, Redman CWG (1993) Pre-eclampsia: more than pregnancy-induced hypertension. Lancet 341:1447–1451
17. Schjetlein R, Haugen G, Wisloff F (1997) Markers of intravascular coagulation and fibrinolysis in pre-eclampsia: association with intrauterine growth retardation. Acta Obstet Gynecol Scand 76:541–546
18. Sibai BM, Mabie BC, Harvey CJ, Gonzalez AR (1987) Pulmonary edema in severe pre-eclampsia-eclampsia: analysis of thirty-seven consecutive cases. Am J Obstet Gynecol 156:1174–1179
19. Sibai BM, Ramadan MK, Usta I, Salama M, Mercer BM, Friedman SA (1993) Maternal morbidity and mortality in 442 pregnancies with hemolysis, liver enzymes, ad low platelets (HELLP syndrome). Am J Obstet Gynecol 169(4):1000–1006
20. Sorensen JD, Secher NJ, Jespersen J (1995) Perturbed (procoagulant) endothelium and deviations within the fibrinolytic system during the third trimester of normal pregnancy. Acta Obstet Gynecol Scand 74:257–261
21. Stirlnig Y, Woolf L (1984) Haemostasis in normal pregnancy. Thromb Haemost 52:176–182
22. Terao T, Kobashi T, Imai N (1989) Pathological state of the coagulatory and fibrinolitic system in pre-eclampsia and the possibility of its treatment with AT III concentrate. Asia Oceania J Obstet Gynaecol 15:25
23. Visser W, Wallenburg HCS (1991) Central haemodynamic observations in untreated pre-eclamptic patients. Hypertension 17:1072–1077
24. Weenink GH, Treffers PE, Vijn P, Smorenberg-Schoorl ME, Ten Cate JW (1984) Antithromin III levels in pre-eclampsia correlate with maternal and fetal morbidity. Am J Obstet Gynecol 148:1092–1097
25. Weenink GH, Born JJ (1983) Antithrombin III levels in normotensive and hypertensive pregnancy. Gynecol Obstet Inves 16:230–242

KAPITEL 9

Gerinnungsaktivierung bei Reanimation – Gibt es klinische Konsequenzen?

B. W. Böttiger, S. A. Padosch und E. Martin

Einleitung

Pro Jahr werden allein in Deutschland bis zu 100.000 Menschen nach einem nicht traumatisch bedingten Herz-Kreislauf-Stillstand prähospital reanimiert. Zwischen 25 und 50% dieser Patienten können initial hämodynamisch stabilisiert werden. Zu einer Krankenhausentlassung kommt es jedoch nur bei etwa 10–15% dieser Patienten [8, 37]. Eine der wesentlichen Ursachen für die hohe intrahospitale Mortalität ist die neurologische bzw. zerebrale Schädigung der Patienten [30, 41]. Der individuelle, soziale und volkswirtschaftliche Schaden im Zusammenhang mit der zerebralen Schädigung nach Herz-Kreislauf-Stillstand ist erheblich. Da bisher klinisch keine Therapie zur Verbesserung des neurologischen Outcome nach einem Herz-Kreislauf-Stillstand verfügbar ist [14, 15], fokussieren aktuelle klinische Ansätze auf die therapeutische Anwendung der milden Hypothermie und auf die Thrombolyse während der kardiopulmonalen Reanimation [3, 9, 11, 41].

Die Thrombolyse ist eine effektive und kausale Therapiemaßnahme bei der schweren Lungenembolie und beim akuten Myokardinfarkt [2, 4]. Bei Patienten, die aufgrund eines Kreislaufstillstandes reanimiert werden müssen, liegt in mindestens 50–70% der Fälle eines dieser beiden Krankheitsbilder dem Kreislaufstillstand ursächlich zugrunde [44, 45, 50]. Dennoch galt die Applikation von Thrombolytika während der Reanimation bis vor kurzem als kontraindiziert. Man fürchtete sich hier vor allem vor durch die Reanimationsmaßnahmen induzierten Blutungskomplikationen. Es gibt aber in jüngster Zeit eine Reihe von Hinweisen darauf, dass eine thrombolytische Intervention während der kardiopulmonalen Reanimation in bestimmten Situationen zur Stabilisierung eines Patienten beitragen kann [3–6, 9, 38]. Tierexperimentelle Befunde signalisieren darüber hinaus eine Verbesserung der mikrozirkulatorischen Reperfusion nach Kreislaufstillstand durch ein solches Konzept [19, 36].

Die überaus positiven Ergebnisse mit dieser neuen therapeutischen Option liegen wahrscheinlich hauptsächlich in zwei unterschiedlichen pathophysiologischen Mechanismen begründet [3, 9]:

Erstens induzieren Thrombolytika ganz spezifisch eine Auflösung der Emboli bei der Lungenembolie und sie wirken ebenfalls spezifisch an den Thromben in den Koronararterien beim Vorliegen eines akuten Myokardinfarktes. Die dem Kreislaufstillstand zugrunde liegenden Ursachen werden somit bei diesen beiden Krankheitsbildern therapeutisch kausal angegangen [2-4, 9].

Zweitens gibt es eine Reihe von Hinweisen dafür, dass durch die Auflösung hypoxieinduzierter Fibrinablagerungen und Mikrothromben nach der Applikation von Thrombolytika generell die mikrozirkulatorische Reperfusion nach einem Kreislaufstillstand verbessert werden kann [3, 9, 19]. So wurde wiederholt beobachtet und beschrieben, dass nach Thrombolyse während der Reanimation auch nach längerer Reanimationsdauer klinisch keine neurologischen Ausfälle auftraten [3, 9]. Dies könnte mit hämostaseologischen Veränderungen im Rahmen der Reperfusion nach einem Kreislaufstillstand zusammenhängen, die durch eine thrombolytische Intervention positiv beeinflusst werden.

Gerinnungsaktivierung bei Reanimation – Experimentelle Befunde

Tierexperimentell konnte bereits vor vielen Jahren eine ausgeprägte Aktivierung der Blutgerinnung mit Entwicklung einer disseminierten intravaskulären Gerinnung nach Herz-Kreislauf-Stillstand und Reanimation beobachtet werden. Selbst suffiziente Reanimationsmaßnahmen führten nicht zu einer Wiederherstellung normaler hämostaseologischer Verhältnisse. Gleichzeitig war die endogene Fibrinolyse nicht bzw. nicht adäquat aktiviert, woraus ein hämostaseologisches Ungleichgewicht resultiert [24, 25, 34].

Erste Hinweise auf die Relevanz hämostaseologischer Veränderungen im Zusammenhang mit Kreislaufstillstand und Reanimation ergaben sich bereits in den 50er Jahren. So fanden Crowell et al. bei Hunden eine deutliche Korrelation zwischen dem Ausmaß einer vorangegangenen Heparinisierung und der Überlebensrate nach einem Kreislaufstillstand. Nach 10-minütigem Stillstand betrug die Überlebensrate 8% ohne Heparin, 16% nach Vorgabe von 2 mg/kg KG und 67% nach Vorgabe von 5 mg/kg KG Heparin [16]. In einer sich unmittelbar anschließenden Untersuchung wies die gleiche Arbeitsgruppe nach, dass auch durch die Initiierung einer Lysetherapie unmittelbar vor Induktion des Kreislaufstillstands die Überlebensrate und das neurologische Outcome deutlich verbessert werden konnten [17]. In der Kontrollgruppe verstarben 14 von 15 Tieren nach einem 15-minütigen Kreislaufstillstand. Das einzige überlebende Tier zeigte einen schweren und persistierenden Hirnschaden. Dagegen verstarben nur 2 von 14 Tieren, wenn vor dem Kreislaufstillstand Streptokinase appliziert wurde. Zerebrale Ausfälle bildeten sich in der letztgenannten Gruppe in allen Fällen weitgehend zurück [17].

Gerinnungsaktivierung und zerebrale Reanimation

Eine disseminierte Gerinnungsaktivierung im Rahmen der Reperfusion nach einem Kreislaufstillstand hat Auswirkungen auf die Qualität der Reperfusion aller Organe. Sie ist natürlich letztlich im Rahmen der zerebralen Reanimation von besonderer Relevanz [11, 40, 41]. Eine Reihe von experimentellen Ergebnissen zeigt, dass das Ausmaß der zerebralen Schädigung nach einem Kreislaufstillstand nicht nur von der Zeitdauer der Hypoxie, sondern auch von der Qualität der mikrozirkulatorischen Reperfusion abhängig ist [11, 40, 41].

Safar u. Mitarbeiter beobachteten eine signifikante Verbesserung des zerebralen Outcome beim Hund, wenn nach einem 12-minütigen Kreislaufstillstand eine kombinierte Behandlung bestehend aus Hämodilution mit Dextran, Gabe von Heparin und hypertensiver Reperfusion durchgeführt wurde [42]. Dabei ist, neben der antikoagulatorischen Potenz des Heparins, von Dextran bekannt, dass es nicht nur die Thrombozytenadhäsion beeinträchtigt, sondern auch die endogene fibrinolytische Aktivität verstärkt. Lin u. Mitarbeiter untersuchten die Erholung des Elektroenzephalogramms (EEG) nach einem 12-minütigen Kreislaufstillstand beim Hund [36]. Es fand sich eine wesentlich schnellere und vollständigere Erholung des zerebralen Blutflusses und der EEG-Aktivität bei den Tieren, bei denen in Kombination mit der Gabe von Dextran eine Lysetherapie mit Streptokinase eingeleitet wurde.

Es stellt sich somit die Frage, welche Erklärungsmechanismen für die beobachteten positiven Effekte einer hämostaseologischen Intervention auf das zerebrale Outcome angeführt werden können. Als eine der wesentlichen Ursachen der zerebralen Dysfunktion nach einem Kreislaufstillstand wird heute auch das erstmals von Ames et al. beschriebene zerebrale No-reflow-Phänomen angesehen [1, 18, 40, 41]. Dies bedeutet, dass trotz suffizienter systemischer Hämodynamik regionale mikrozirkulatorische Reperfusionsstörungen im Gehirn auftreten. Fischer u. Hossmann konnten nachweisen, dass das Ausmaß dieses zerebralen No-reflow-Phänomens mit der Dauer des vorausgegangenen Kreislaufstillstandes korreliert [20]. So wurden nach 5-minütigem Kreislaufstillstand 7% der gesamten zerebralen Mikrozirkulation nicht reperfundiert, und dieser Anteil erhöhte sich nach 15- bzw. 30-minütigem Kreislaufstillstand auf 30 bzw. 65% [20]. Somit ist, neben der initialen hypoxischen Schädigung, auch die Qualität der frühen zerebralen mikrozirkulatorischen Reperfusion eine wesentliche Determinante für das neurologische Outcome. Als Ursachen des No-reflow-Phänomens wird, neben einer Endothelzellschädigung bzw. -schwellung, einer erhöhten Blutviskosität und einer verstärkten Leukozytenendothelzellinteraktion insbesondere auch die Aktivierung der Blutgerinnung mit der konsekutiven Bildung von Fibrinablagerungen und Mikrothromben diskutiert [11]. Die Relevanz hämostaseologischer Veränderungen im Rahmen der zerebralen Reperfusionsstörungen wird eindrucksvoll untermauert durch experimentelle Untersuchungen, die die Ausbildung von Mikrothromben im Bereich der zerebralen Mikrozirkulation nach einem Kreislaufstillstand beschreiben [26, 29]. Eine Gerinnungsaktivierung kann durch die Vorgabe von Heparin minimiert werden. Ist es jedoch bereits zu Fibrinablagerungen und Mikrothrombosierungen gekommen, so ist von einer Intervention mit Heparin allein kein wesentlicher therapeutischer Effekt mehr zu erwarten. Eine thrombolytische Therapie im Rahmen der Reperfusion nach einem Kreislaufstillstand kann dann allerdings noch eine sinnvolle therapeutische Intervention darstellen.

Nach einigen frühen positiven kasuistischen Erfahrungen mit der Lyse während der Reanimation [12, 13] sind wir daher bereits vor einigen Jahren der Frage nachgegangen, ob das zerebrale No-reflow-Phänomen durch Thrombolyse während der Reanimation reduziert werden kann. Nach einem Kreislaufstillstand von 15 min erhielten die Tiere der Therapiegruppe bereits während der Reanimation 1 mg/kg KG Gewebeplasminogenaktivator (rt-PA) und 100 IE/kg KG Heparin. Zusätzlich wurde anschließend 1 mg/kg KG rt-PA für 30 min kontinuierlich appliziert [19]. Die Ergebnisse dieser Untersuchung zeigten, dass durch die Applikation von rt-PA in Kombination mit Heparin das zerebrale No-reflow-Phänomen des gesamten Vorderhirnes von 29 auf 8% reduziert werden konnte. Besonders ausgeprägt war dieser Effekt im Bereich der Basalganglien und im Hirnstamm (Abb. 9.1). Lyseinduzierte Blutungskomplikationen traten nicht auf [19]. Dabei erscheint es in diesem Zusammenhang auch bemerkenswert, dass rt-PA offensichtlich darüber hinaus auch direkte neuroprotektive Eigenschaften besitzt [31]. Durch die Analyse der Thrombin-Antithrombin-Komplexe, einem sehr sensitiven Marker einer intravaskulären Thrombingeneration bzw. Gerinnungsaktivierung, vor und nach dem Herz-Kreislauf-Stillstand konnte in der von uns durchgeführten Untersuchung ebenfalls gleichzei-

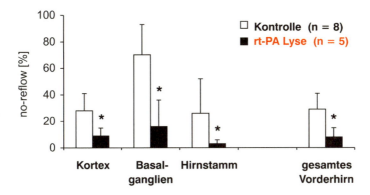

Abb. 9.1. Zerebrale mikrozirkulatorische Reperfusion nach Kreislaufstillstand: Ausmaß des zerebralen No-reflow-Phänomens in verschiedenen Regionen des Gehirns nach 15 min Herz-Kreislauf-Stillstand und 30 min Reperfusion (Katze). Eine thrombolytische Intervention nach Kreislaufstillstand (Bolusgabe von 1 mg/kg KG Gewebeplasminogenaktivator (rt-PA) in Kombination mit 100 IE/kg KG Heparin, gefolgt von 1 mg/kg KG rt-PA über 30 min) reduzierte signifikant das Ausmaß des zerebralen No-reflow-Phänomens in allen untersuchten Regionen (Mittelwerte ± Standardabweichung; $p < 0{,}05$ gegenüber der Kontrolle; zitiert nach [19])

tig eine ausgeprägte und generalisierte Aktivierung der Blutgerinnung nach dem Kreislaufstillstand beobachtet werden, die in der Therapiegruppe deutlich geringer ausgeprägt war [19].

Basierend auf diesen tierexperimentellen Befunden hatten wir die Hypothese entwickelt, dass hämostaseologische Veränderungen tatsächlich eine wichtige Rolle als Ursache von Reperfusionsstörungen nach einem Kreislaufstillstand spielen [3]. Nach dieser Hypothese kommt es während und im Anschluss an einen Kreislaufstillstand zu einer hämostaseologischen Imbalance zwischen der koagulatorischen und der endogenen fibrinolytischen Aktivität. Dies geht einher mit der Ausbildung von Thromben und Fibrinablagerungen im Bereich der Mikrozirkulation, die auch nach Reetablierung von suffizienten systemischen Kreislaufverhältnissen die Qualität der mikrozirkulatorischen Reperfusion beeinflussen. Wenn diese Hypothese auch für den Menschen zutrifft, dann sollte nach einem Kreislaufstillstand auch klinisch eine Gerinnungsaktivierung zu beobachten sein.

Gerinnungsaktivierung nach Herz-Kreislauf-Stillstand beim Menschen

Zur Klärung der Frage, ob auch klinisch im Rahmen der Reperfusion nach Herz-Kreislauf-Stillstand eine Gerinnungsaktivierung beobachtet werden kann, wurde bei Patienten, die im Rahmen des Heidelberger Notarztsystems wegen eines Kreislaufstillstandes versorgt wurden, zu definierten Zeitpunkten während der kardiopulmonalen Reanimation sowie bis zu 72 h nach erfolgreicher Stabilisierung („restoration of spontaneous circulation", ROSC) differenzierte Gerinnungsanalysen durchgeführt [10]. Als Kontrollen dienten 8 altersentsprechende und stationär behandelte internistische Patienten ohne vorausgegangenen Kreislaufstillstand. Als Indikatoren für eine Gerinnungsaktivierung wurden u. a. die Thrombin-Antithrombin-Komplexe und die löslichen Fibrinmonomere sowie als Aktivierungsmarker der endogenen Fibrinolyse die D-Dimere analysiert.

Alle untersuchten Patienten zeigten ein stark aktiviertes Gerinnungssystem und überaus hohe, in der Regel während der Reanimation noch ansteigende Spiegel bei Thrombin-Antithrombin-Komplexen (Abb. 9.2; [10]). Erst Stunden nach ROSC näherten sich die Spiegel der Thrombin-Antithrombin-Komplexe dem Normalbereich. Die Spiegel der Thrombin-Antithrombin-Komplexe und

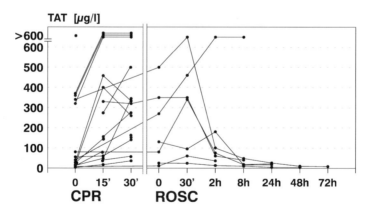

Abb. 9.2. Thrombin-Antithrombin-Komplexe (TAT) nach Kreislaufstillstand: Die Abbildung zeigt die individuellen Verläufe der Spiegel der TAT (Normalbereich 1,0–4,1 µg/l) bei 23 Patienten während der kardiopulmonalen Reanimation (CPR) und nach hämodynamischer Stabilisierung (ROSC; die Wiedergabe dieser Abbildung erfolgt mit freundlicher Genehmigung der Zeitschrift „Circulation" [10]; Copyright 1995, American Heart Association)

die der Fibrinmonomere 30 min nach Reanimationsbeginn unterschieden sich sowohl bei Patienten, die nicht stabilisiert werden konnten, als auch bei Patienten, die primär kardiozirkulatorisch zu stabilisieren waren, signifikant von denen der Kontrollen (Abb. 9.3). Eine dieser Gerinnungsaktivierung adäquat entsprechende Aktivierung der endogenen Fibrinolyse konnte dagegen nicht beobachtet werden. Auch die Spiegel der D-Dimere zeigten in vielen Fällen einen Anstieg während der Reanimation bzw. häufig auch erst verzögert nach erfolgreicher Stabilisierung. Im Vergleich mit den Kontrollen erreichten diese Unterschiede hier jedoch keine statistische Signifikanz. Damit wurde in dieser Untersuchung erstmals festgestellt, dass auch beim Menschen während der Reperfusion nach Herz-Kreislauf-Stillstand eine ausgeprägte Aktivierung der Blutgerinnung auftritt, die nicht von einer entsprechenden Aktivierung der endogenen Fibrinolyse begleitet ist [10].

Nahezu identische klinische Befunde wurden vor kurzem von der japanischen Arbeitsgruppe um Gando berichtet, die ebenfalls eine massive Fibrinbildung und eine konsekutive Inhibierung der endogenen Fibrinolyse nach einem prähospitalen Herz-Kreislauf-Stillstand beobachtete [22]. Darüber hinaus konnten Gando u. Mitarbeiter erstmals auch eine persistierende Erhöhung der Blutspiegel des Gewebefaktors („tissue factor") nach Herz-Kreislauf-Stillstand beobachten, was für eine Aktivierung der Blutgerinnung über den extrinsischen

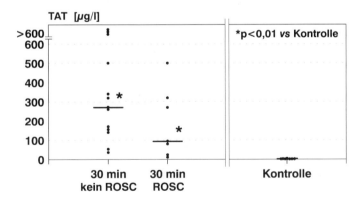

Abb. 9.3. Thrombin-Antithrombin-Komplexe (TAT) 30 min nach Reanimationsbeginn: Die Spiegel der TAT 30 min nach Reanimationsbeginn unterschieden sich sowohl bei Patienten, die nicht stabilisiert werden konnten („*kein ROSC*"), als auch bei Patienten, die hämodynamisch zu stabilisieren waren („*ROSC*") signifikant von den Kontrollen (p <0,01; die Wiedergabe dieser Abbildung erfolgt mit freundlicher Genehmigung der Zeitschrift „Circulation" [10]; Copyright 1995, American Heart Association)

Aktivierungsweg spricht. Parallel hierzu waren die Blutspiegel des spezifischen Inhibitors des Gewebefaktors („tissue factor pathway inhibitor") deutlich erniedrigt [23]. Weitere klinische Untersuchungen zeigten darüber hinaus, dass es während der Reperfusion nach einem Kreislaufstillstand gleichzeitig auch zu einer deutlichen Aktivierung der Thrombozyten kommt [7, 21].

Die beobachtete Aktivierung der plasmatischen Gerinnung und der Thrombozyten nach Herz-Kreislauf-Stillstand ist so ausgeprägt, dass als Folge intravasale Fibrinablagerungen und die Bildung von Mikrothromben nach einem Kreislaufstillstand angenommen werden müssen [3, 9]. In Übereinstimmung mit diesen Befunden konnten bei Patienten, die nach einer Reanimation verstorben waren, intravasale Fibrinablagerungen und Mikrothromben in den Kapillaren von Niere und Lunge nachgewiesen werden [28]. Diese Befunde signalisieren somit, dass eine hämostaseologisch orientierte Intervention mittels Thrombolyse während der kardiopulmonalen Reanimation nach einem Herz-Kreislauf-Stillstand auch klinisch-therapeutisch sinnvoll sein könnte [3, 9].

Die ersten, mehr kasuistischen klinischen Erfahrungen mit der Thrombolyse während der kardiopulmonalen Reanimation wurden bei Patienten mit massiver Lungenembolie und akutem Myokardinfarkt als Ursache des Herz-Kreislauf-Stillstandes gemacht. Weitere, eher systematische Untersuchungen zu diesem neuen Therapiekonzept kommen aus dem Bereich der prähospitalen kardiopulmonalen Reanimation [3, 9].

Thrombolyse während der Reanimation bei fulminanter Lungenembolie

Nach wie vor sterben bis zu 0,4% aller hospitalisierten Patienten an den Folgen einer Lungenembolie. Besonders charakteristisch für dieses Krankheitsbild ist die außerordentlich hohe Frühletalität, denn zwischen 45 und 90% aller Patienten, die an einer Lungenembolie versterben, werden bereits innerhalb von 1–2 h nach Symptombeginn reanimationspflichtig [4, 46]. Ein effektives therapeutisches Konzept muss daher innerhalb dieser Frühphase suffizient greifen. Die reine kardiopulmonale Reanimation ist bei der Lungenembolie jedoch nur selten erfolgreich, und eine kausale Therapie wie die pulmonale Embolektomie steht den allermeisten Patienten aufgrund logistischer Probleme meist nicht akut zur Verfügung [4]. Eine alternative, kausale und nahezu allerorts jederzeit sofort verfügbare Therapie ist hier die Thrombolyse.

Neben zahlreichen kasuistischen Mitteilungen existieren in der Literatur Fallserien und Studien zur Lyse während der kardiopulmonalen Reanimation bei fulminanter Lungenembolie [6, 47]. So berichteten Scholz u. Mitarbeiter über 9 Patienten, von denen 7 nach Applikation eines Thrombolytikums während der Reanimation stabilisiert werden konnten, 5 der Patienten haben überlebt. Transfusionsbedürftige Blutungskomplikationen wurden bei 3 dieser Patienten beobachtet [43]. Westhoff-Bleck u. Mitarbeiter berichteten über 5 Patienten, die sich alle durch Applikation von rt-PA während der Reanimation hämodynamisch stabilisieren ließen. In einem Fall kam es im weiteren Verlauf zu einer letalen intrazerebralen Blutung, dreimal fand sich eine Reembolie (zwei dieser Patienten wurden im Anschluss erfolgreich embolektomiert; [49]). Die einzige prospektive Studie zur Lyse während der kardiopulmonalen Reanimation bei fulminanter Lungenembolie wurde bereits in den 80er Jahren von Köhle et al. durchgeführt [33]. In dieser Untersuchung wurde die Embolie zunächst durch eine bettseitige Behelfsangiographie während der Reanimation diagnostisch gesichert. Danach wurde Streptokinase appliziert und 11 der 20 Patienten ließen sich so nach bis zu 100-minütiger Reanimationsdauer hämodynamisch stabilisieren und haben überlebt. Blutungskomplikationen traten in keinem Fall auf [33].

Die Zusammenstellung aller bisher publizierten Mitteilungen zur Thrombolyse bei Reanimation und fulminanter Lungenembolie zeigt, dass von insgesamt 53 Patienten 42 im Zusammenhang mit der thrombolytischen Intervention stabilisiert werden konnten, 36 haben langfristig überlebt (Tabelle 9.1; [9]). Die Reanimationsdauer betrug wiederholt bis über 90 min. Dennoch waren reanimationsbedingte Blutungskomplikationen selten und in der Regel beherrsch-

Tabelle 9.1. Thrombolyse während der kardiopulmonalen Reanimation bei Patienten mit fulminanter Lungenembolie

Autor	Patienten [n]	ROSC [n]	Überlebt [n]
Köhle et al. [33]	20	11	11
Scholz et al. [43]	9	7	5
Westhoff-Bleck et al. [49]	5	5	3
Böttiger et al. [12, 13]	2	2	2
Weitere Fallberichte [9]	17	17	15
Gesamt	53 (100%)	42 (79%)	36 (68%)

ROSC „restoration of spontaneous circulation" (initiale hämodynamische Stabilisierung).

bar. Wenn im Einzelfall Blutungskomplikationen auftraten, so waren diese meist durch unmittelbar vorausgegangene operative Eingriffe und nicht durch die Reanimationsmaßnahmen selbst verursacht [6, 9]. Nur einer der 53 Patienten verstarb an den Folgen einer intrazerebralen Blutung. Auch bei vorsichtiger Bewertung lassen die Ergebnisse dieser Analyse den Schluss zu, dass die Thrombolyse während der kardiopulmonalen Reanimation bei fulminanter Lungenembolie als kausale Intervention indiziert ist, wenn alternative rekanalisierende Therapieverfahren nicht akut verfügbar sind. Vor dem Hintergrund der geringen Erfolgsaussichten rein klassischer Reanimationsmaßnahmen bei fulminanter Lungenembolie erscheint eine solche Intervention bei hochwahrscheinlicher oder gesicherter Diagnose bereits frühzeitig indiziert. Bei fehlenden Behandlungsalternativen müssen Kontraindikationen relativiert und gegebenenfalls ganz außer Acht gelassen werden [6, 9].

Thrombolyse während der Reanimation bei akutem Myokardinfarkt

Die wesentliche Differentialdiagnose zur fulminanten Lungenembolie während der Reanimation ist der akute Myokardinfarkt. Auch beim Myokardinfarkt stellt die Thrombolyse eine kausale und die Prognose verbessernde Therapie dar [2]. Neben anderen berichteten Gramann u. Mitarbeiter bereits vor einigen Jahren retrospektiv über 10 Patienten, bei denen nach zunächst erfolgloser und bis zu 85-minütiger Reanimation bei Verdacht auf Myokardinfarkt Streptokinase (1 Mio. IE über 10–35 min) appliziert wurde [27]. Die Thrombolyse erfolgte hier immer als „Ultima Ratio", d. h., wenn als Alternative praktisch nur noch die Beendigung der kardiopulmonalen Reanimation zur Disposition stand. Dennoch ließen sich 5 der 10 Patienten nach weiteren 15–60 min Herzmassage stabilisieren, 3 Patienten haben langfristig überlebt. Auch hier wurde über keinerlei wesentliche Blutungskomplikationen berichtet [27]. Darüber hinaus berichteten Westhoff-Bleck et al. über 5 Patienten mit akutem Myokardinfarkt, bei denen im Zusammenhang mit einer Reanimation 100 mg rt-PA über 3 h verabreicht wurden [49]. Drei dieser Patienten verstarben in der Akutphase, ein Patient musste im Anschluss noch einer perkutanen transluminalen Angioplastie (PTCA) unterzogen werden. Dieser Patient entwickelte am ersten Tag nach Lyse eine intrazerebrale Blutung. Weitere Blutungen traten nicht auf [49]. Vor kurzem berichteten nun Tiffany u. Mitarbeiter von 3 prospektiv untersuchten Patienten mit akutem Myokardinfarkt, bei denen konventionelle Reanimationsmaßnahmen nach 8–21 min nicht zum Erfolg führten [48]. Danach wurden jeweils 15 mg rt-

PA verabreicht und die Reanimationsmaßnahmen weitergeführt. Nach Einleitung der Thrombolyse während der Reanimation konnten dann alle 3 Patienten stabilisiert werden, sie überlebten ohne jegliche Blutungskomplikationen [48].

Bei der Zusammenstellung aller publizierten Mitteilungen zur Thrombolyse während der kardiopulmonalen Reanimation bei akutem Myokardinfarkt wird deutlich, dass hier begrenzte Erfahrungen vorliegen (Tabelle 9.2; [9]). Bei der Bewertung dieser Mitteilungen muss zudem beachtet werden, dass positive Ergebnisse in diesem Zusammenhang sicherlich eher berichtet werden als negative. Dennoch zeigen die bisher vorliegenden klinischen Erfahrungen eindrucksvoll, dass auch beim akuten Myokardinfarkt eine thrombolytische Intervention während der kardiopulmonalen Reanimation zur Stabilisierung der betroffenen Patienten beitragen kann. Dies ist besonders bemerkenswert vor dem Hintergrund der Tatsache, dass die Thrombolyse in allen Fällen nicht frühzeitig während der Reanimation, sondern meist erst als „Ultima Ratio" eingesetzt wurde, d. h. dann, wenn klassische Reanimationsmaßnahmen nicht zum Erfolg geführt hatten und als Alternative nur noch die Beendigung der Reanimationsmaßnahmen zur Disposition stand [9].

Thrombolyse während der prähospitalen Reanimation im Notarzteinsatz

Wenn die Thrombolyse während der kardiopulmonalen Reanimation bei Patienten mit fulminanter Lungenembolie und bei Patienten mit akutem Myokardinfarkt effektiv durchgeführt werden kann, und wenn darüber hinaus wesentliche Hinweise dafür vorliegen, dass durch eine entsprechende Therapie die

Tabelle 9.2. Thrombolyse während der kardiopulmonalen Reanimation bei Patienten mit akutem Myokardinfarkt

Autor	Patienten [n]	ROSC [n]	Überlebt [n]
Gramann et al. [27]	10	5	3
Westhoff-Bleck et al. [49]	5	2	1
Tiffany et al. [48]	3	3	3
Kasuistiken [9]	5	5	5
Gesamt	23 (100%)	15 (65%)	12 (52%)

ROSC „restoration of spontaneous circulation" (initiale hämodynamische Stabilisierung).

Folgen der generalisierten Aktivierung der Blutgerinnung nach Herz-Kreislauf-Stillstand positiv beeinflusst werden können, dann stellt sich unmittelbar die Frage, ob eine solche Therapie auch in der prähospitalen Situation möglich und effektiv ist.

Unsere Arbeitsgruppe ist erstmals im Rahmen einer prospektiven Untersuchung zur Thrombolyse während der kardiopulmonalen Reanimation dieser Frage nachgegangen (Abb. 9.4; [5]). Eingeschlossen in diese Untersuchung wurden Patienten mit hochgradigem Verdacht auf fulminante Lungenembolie bzw. akuten Myokardinfarkt als Ursache des Herz-Kreislauf-Stillstandes, bei denen keinerlei Kontraindikationen einer thrombolytischen Intervention vorlagen. Nach 15-minütiger und bis dahin erfolgloser Reanimation erhielten die Patienten 50 mg rt-PA und 5000 IE Heparin über 2 min intravenös appliziert. Wenn innerhalb der darauf folgenden 30 min keine hämodynamische Stabilisierung erreicht werden konnte, so erhielten die Patienten erneut 50 mg rt-PA und 5000 IE Heparin [5]. Insgesamt wurden 90 Patienten in diese Interventionsstudie eingeschlossen, rt-PA und Heparin wurde bei 40 Patienten verabreicht. In der rt-PA-Gruppe konnten 68% der Patienten hämodynamisch stabilisiert werden und 58% der Patienten wurden auf eine kardiologische Intensivstation aufgenommen, im Gegensatz zu 44% (p <0,05) bzw. 30% (p <0,05) der Patienten aus der Kontrollgruppe. Nach 24 Stunden lebten noch 35% der mit rt-PA behandelten Patienten (gegenüber 22% der Patienten aus der Kontrollgruppe) und 15% der behandelten Patienten (gegenüber 8% in der Kontrollgruppe) konnten im Anschluss aus der Klinik entlassen werden. Interessanterweise wurden keinerlei

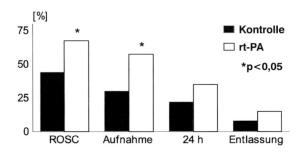

Abb. 9.4. Prospektive Heidelberger Studie zur Thrombolyse während der kardiopulmonalen Reanimation bei prähospitalem Herz-Kreislauf-Stillstand. Die Ergebnisse zeigen eine deutliche Verbesserung der Überlebensrate nach Thrombolyse während der prähospitalen kardiopulmonalen Reanimation. *ROSC* „restoration of spontaneous circulation" (die Wiedergabe dieser Abbildung erfolgt mit freundlicher Genehmigung der Zeitschrift „The Lancet" [5]; Copyright 2001)

reanimationsbedingte Blutungskomplikationen beobachtet. Nur bei 2 Patienten (beide aus der Gruppe mit rt-PA) traten transfusionsbedürftige Blutungskomplikationen auf. In beiden Fällen waren dies Blutungen aus einem vorher nicht bekannten Ulcus ventriculi, die am 2. bzw. 12. Tag nach dem Kreislaufstillstand die Transfusion von 4 bzw. 2 Erythrozytenkonzentraten erforderlich machten [5].

In einer retrospektiven Analyse von Klefisch u. Mitarbeitern wurde die Thrombolyse während der Reanimation als „Ultima Ratio" bei 34 von 138 Patienten eingesetzt, bei denen klassische Reanimationsmaßnahmen nicht zur hämodynamischen Stabilisierung geführt hatten [32]. Nach Vorgabe von Dexamethason erhielten diese Patienten Streptokinase in einer Dosierung von 1,5 Mio. IE über 5 min. Elf der 34 lysierten Patienten (32%) konnten im Anschluss kardiozirkulatorisch stabilisiert werden, 3 Patienten (9%) haben langfristig und ohne neurologische Schädigung überlebt. Nur bei einem Patienten aus dieser Untersuchung kam es nach einer mehr als 75-minütigen kardiopulmonalen Reanimation während einer sich anschließenden Heparintherapie am 5. Tag zu einer Blutung mit Hämatothorax, die durch Anlage einer Thoraxdrainage problemlos beherrscht werden konnte [32].

Im Rahmen einer weiteren, ebenfalls retrospektiven Untersuchung, die vor kurzem von Lederer u. Mitarbeitern publiziert wurde, konnten die positiven Ergebnisse zur Thrombolyse während der kardiopulmonalen Reanimation weiter untermauert werden [35]. Im Rahmen dieser Studie wurden über einen Zeitraum von 6 Jahren 108 reanimationspflichtige Patienten prähospital mit rt-PA behandelt. Die Indikation zur Thrombolyse während der Reanimation wurde dabei immer individuell durch den Notarzt gestellt. Verglichen wurden die Ergebnisse bei diesen 108 Patienten im Rahmen einer Fallkontrollanalyse mit denen von 216 im gleichen Zeitraum nicht lysierten Patienten, die in wesentlichen Parametern mit den lysierten Patienten identisch waren („matched pairs analysis"). Fast identisch zu den Ergebnissen unserer prospektiven Untersuchung zeigte sich auch hier, dass die initiale Stabilisierungsrate (ROSC; 70 vs. 51% in der Kontrollgruppe; p=0,001), die 24-h-Überlebensrate (48 vs. 33% in der Kontrollgruppe; p=0,003) und die Krankenhausentlassungsrate (25 vs. 15% in der Kontrollgruppe; p=0,048) in der mit rt-PA behandelten Gruppe signifikant erhöht waren. Besonders bemerkenswert bei dieser klinischen Studie ist die Tatsache, dass 91 der eingeschlossenen Patienten (davon 45 lysierte Patienten) obduziert wurden. Dabei fand sich keine erhöhte Inzidenz intrazerebraler (1 Patient in jeder Gruppe) bzw. subarachnoidaler (1 Patient in der Kontrollgruppe) Blutungen bei den während der Reanimation lysierten Patienten. Auch gab es keine Unterschiede zwischen lysierten und nichtlysierten Patienten im Hinblick auf die Inzidenz eines rupturierten Aortenaneurysmas (2 Patienten in jeder Gruppe), einer Perikardtamponade (2 der lysierten Patienten bzw. 3 der nicht lysierten Patienten) oder eines Hämatothorax (1 Patient in der mit rt-PA behandelten Gruppe; [35]).

Trotz dieser bereits vorliegenden umfangreichen klinischen Daten zur Thrombolyse während der prähospitalen kardiopulmonalen Reanimation (Tabelle 9.3) kann die Frage bisher nicht definitiv beantwortet werden, ob, wie in den experimentellen Untersuchungen eindeutig gezeigt, durch eine solche Therapie auch klinisch nicht nur die Überlebensrate, sondern auch das neurologische Outcome verbessert werden kann [9]. Die bisher vorliegenden klinischen Studien zur Lysetherapie während der Reanimation sind zur Beantwortung dieser speziellen Frage im Hinblick auf die Anzahl der jeweils eingeschlossenen Patienten zahlenmäßig noch zu klein. Äußerst interessant sind in diesem Zusammenhang allerdings die Daten einer prospektiven spanischen Erhebung aus einem Kollektiv von mehr als 13.000 Patienten mit akutem Myokardinfarkt („Analysis of Delay in Acute Myocardial Infarction", ARIAM-Studie; [39]). Hier wurden im Rahmen einer Subgruppenanalyse vor kurzem die Daten von 303 Patienten mit prähospitaler kardiopulmonaler Reanimation, die anschließend in eine Klinik aufgenommen wurden, analysiert. Von diesen 303 Patienten wurden 67 nach Klinikaufnahme (und damit nicht während, sondern nach der Reanimation) wegen der Grunderkrankung mit einem Thrombolytikum behandelt. Die verbleibenden 236 Patienten wurden nicht lysiert. Auf der Intensivstation verstarben 18% der lysierten Patienten (gegenüber 46% der nicht lysierten Patienten; p <0,01), einen kardiogenen Schock entwickelten 14% der lysierten Patienten (gegenüber 39% in der Kontrollgruppe; p <0,01). Besonders interessant erscheint, dass 9% der lysierten Patienten gegenüber 40% der nicht ly-

Tabelle 9.3. Thrombolyse während der kardiopulmonalen Reanimation bei Patienten mit prähospitalem Herz-Kreislauf-Stillstand

Autor	Patienten [n]	ROSC [n]	Entlassung [n]
Böttiger et al. [5]	40	27	6
Klefisch et al. [32]	34	11	3
Lederer et al. [35]	108	76	27
Gesamt	182 (100%)	114 (63%)	36 (20%)

ROSC „restoration of spontaneous circulation" (initiale hämodynamische Stabilisierung).

sierten Patienten im Anschluss einen hypoxischen Hirnschaden aufwiesen [39]. Dies impliziert zumindest indirekt, dass durch eine thrombolytische Intervention nach einem Herz-Kreislauf-Stillstand auch beim Menschen das neurologische Outcome verbessert werden kann.

Schlussfolgerungen für die klinische Praxis

Zusammenfassend kann gesagt werden, dass ein Herz-Kreislauf-Stillstand und die darauf folgende Reperfusion sowohl experimentell als auch klinisch mit einer ausgeprägten intravasalen Aktivierung der Blutgerinnung ohne adäquate Aktivierung der endogenen Fibrinolyse einhergehen. Die Gerinnungsaktivierung ist hier so stark, dass man von einer generalisierten intravasalen Bildung von Fibrinablagerungen und Mikrothromben ausgehen muss. In Übereinstimmung mit diesen Befunden kann durch die Applikation von Heparin bzw. Thrombolytika das Outcome nach Herz-Kreislauf-Stillstand sowohl experimentell als auch klinisch verbessert werden. Die thrombolytische Intervention während der kardiopulmonalen Reanimation stellt somit ein neues und erfolgversprechendes Therapieprinzip zur Verbesserung des Outcome nach Herz-Kreislauf-Stillstand dar. Bereits heute kann festgestellt werden, dass klinische Studien und Fallberichte zeigen, dass die Lyse während der Reanimation bei Verdacht auf Lungenembolie zur Stabilisierung eines Patienten beitragen kann. Darüber hinaus kann ein solches Therapiekonzept bei ausbleibender Stabilisierung auch bei akutem Myokardinfarkt eingesetzt werden. Zur definitiven Klärung der Frage, ob eine Thrombolyse während der kardiopulmonalen Reanimation aufgrund der beobachteten hämostaseologischen Veränderungen generell die Überlebensrate und das neurologische Outcome positiv beeinflussen, wird derzeit von uns eine größere multizentrische, randomisierte und kontrollierte Untersuchung vorbereitet.

Literatur

1. Ames A, Wright RL, Kowada M, Thurston JM, Wagno G (1968) Cerebral ischemia II. The no-reflow phenomenon. Am J Pathol 52:437–453
2. Bode C, Nordt TK, Runge MS (1994) Thrombolytic therapy in acute myocardial infarction – selected recent developments. Ann Hematol 9:S35–S40
3. Böttiger BW (1997) Thrombolysis during cardiopulmonary resuscitation. Fibrinolysis 11 (Suppl 2):93–100

4. Böttiger BW, Bach A, Böhrer H, Martin E (1993) Die akute Thrombembolie der Lunge. Klinik – Pathophysiologie – Diagnostik – Therapie. Anaesthesist 42:55–73
5. Böttiger BW, Bode C, Kern S, Gries A, Gust R, Glätzer R, Bauer H, Motsch J, Martin E (2001) Efficacy and safety of thrombolytic therapy after initially unsuccessful cardiopulmonary resuscitation: a prospective clinical trial. Lancet 357:1583–1585
6. Böttiger BW, Böhrer H, Bach A, Motsch J, Martin E (1994) Bolus injection of thrombolytic agents during cardiopulmonary resuscitation for massive pulmonary embolism. Resuscitation 28:45–54
7. Böttiger BW, Böhrer H, Böker T, Motsch J, Aulmann M, Martin E (1996) Platelet factor 4 release in patients undergoing cardiopulmonary resuscitation – can reperfusion be impaired by platelet activation? Acta Anaesthesiol Scand 40:631–635
8. Böttiger BW, Grabner C, Bauer H, Bode C, Weber T, Motsch J, Martin E (1999) Long term outcome after out-of-hospital cardiac arrest with physician staffed emergency medical services: the utstein style applied to a midsized urban/suburban area. Heart 82:674–679
9. Böttiger BW, Martin E (2001) Thrombolytic therapy during cardiopulmonary resuscitation and the role of coagulation activation after cardiac arrest. Curr Opin Crit Care 7:176–183
10. Böttiger BW, Motsch J, Böhrer H, Böker T, Aulmann M, Nawroth PP, Martin E (1995) Activation of blood coagulation after cardiac arrest is not balanced adequately by activation of endogenous fibrinolysis. Circulation 92:2572–2578
11. Böttiger BW, Padosch SA, Martin E (2002) Cerebral resuscitation – Pathophysiology, experimental approaches and clinical perspectives. Med Intens Rat 4:151–158
12. Böttiger BW, Reim SM, Diezel G (1991) Erfolgreiche Behandlung einer fulminanten Lungenembolie durch hochdosierte Bolusinjektion von Urokinase während der kardiopulmonalen Reanimation. Anästhesiol Intensivmed Notfallmed Schmerzther 26:29–36
13. Böttiger BW, Reim SM, Diezel G, Böhrer H, Martin E (1994) High-dose bolus injection of urokinase. Use during cardiopulmonary resuscitation for massive pulmonary embolism. Chest 106:1281–1283
14. Brain Resuscitation Clinical Trials I Study Group (1986) Randomized clinical study of thiopental loading in comatose survivors of cardiac arrest. N Engl J Med 314:397–403
15. Brain Resuscitation Clinical Trials II Study Group (1991) A randomized clinical study of a calcium entry blocker (lidoflazine) in the treatment of comatose survivers of cardiac arrest. N Engl J Med 324:1225–1231
16. Crowell JW, Sharpe GP, Lambright RL, Read WL (1955) The mechanism of death after resuscitation following acute circulatory failure. Surgery 38:696–702
17. Crowell JW, Smith EE (1956) Effect of fibrinolytic activation on survival and cerebral damage following periods of circulatory arrest. Am J Physiol 186:283–285
18. Fischer EG, Ames A, Hedley-White ET, O'Gorman S (1977) Reassessment of cerebral capillary changes in acute global ischemia and their relationship to the „no-reflow" phenomenon. Stroke 8:36–39
19. Fischer M, Böttiger BW, Popov-Cenic S, Hossmann KA (1996) Thrombolysis using plasminogen activator and heparin reduces cerebral no-reflow after resuscitation from cardiac arrest: an experimental study in the cat. Intensive Care Med 22:1214–1223
20. Fischer M, Hossmann KA (1995) No-reflow after cardiac arrest. Intensive Care Med 21:132–141

21. Gando S, Kameue T, Nanzaki S, Igarashi M, Nakanishi Y (1997) Platelet activation with massive formation of thromboxane A_2 during and after cardiopulmonary resuscitation. Intensive Care Med 23:71–76
22. Gando S, Kameue T, Nanzaki S, Nakanishi Y (1997) Massive fibrin formation with consecutive impairment of fibrinolysis in patients with out-of-hospital cardiac arrest. Thromb Haemost 77:278–282
23. Gando S, Nanzaki S, Morimoto Y, Kobayashi S, Kemmotsu O (1999) Tissue factor and tissue factor pathway inhibitor levels during and after cardiopulmonary resuscitation. Thromb Res 96:107–113
24. Gaszynski W (1974) Research work on blood clotting system during cardiopulmonary resuscitation. Anaesth Resus Inten Therap 2:303–316
25. Gaszynski W (1975) The use of protease inhibitor (Trasylol) and heparin in cardiorespiratory resuscitation. I. Studies of the blood clotting system. Anaesth Resus Inten Therap 3:125–134
26. Ginsberg M, Myers RE (1972) The topography of impaired microvascular perfusion in the primate brain following total circulatory arrest. Neurology 22:998–1011
27. Gramann J, Lange-Braun P, Bodemann T, Hochrein H (1988) Einsatzmöglichkeiten der Thrombolyse in der Reanimation. Intensivmed 25:425–429
28. Hartveit F, Halleraker B (1970) Intravascular changes in kidneys and lungs after external cardiac massage: A preliminary report. J Pathol 102:54–58
29. Hekmatpanah J (1973) Cerebral blood flow dynamics in hypotension and cardiac arrest. Neurology 23:174–180
30. Jennett B, Bond M (1975) Assessment of outcome after severe brain damage. Lancet 1:480–484
31. Kim YH, Park JH, Hong SH (1999) Nonproteolytic neuroprotection by human recombinant tissue plasminogen activator. Science 284:647–650
32. Klefisch FR, Gareis R, Störk T, Möckel M, Danne O (1995) Präklinische Ultima-ratio-Thrombolyse bei therapierefraktärer kardiopulmonaler Reanimation. Intensivmed 32:155–162
33. Köhle W, Nechwatel W, Stauch M, Rasche H (1983) Hochdosierte Streptokinasetherapie bei fulminanter Lungenarterienembolie. Verh Dtsch Ges Inn Med 89:517–519
34. Latour JG, McKay DG, Parrish MH (1972) Activation of Hageman factor by cardiac arrest. Thromb Diathes Haemorrh 3:543–553
35. Lederer W, Lichtenberger C, Pechlaner C, Kroesen G, Baubin M (2001) Recombinant tissue plasminogen activator during cardiopulmonary resuscitation in 108 patients with out-of-hospital cardiac arrest. Resuscitation 50:71–76
36. Lin SR, O'Connor MJ, Fischer HW, King A (1978) The effect of combined Dextran and streptokinase on cerebral function and blood flow after cardiac arrest: an experimental study on the dog. Invest Radiol 13:490–498
37. Lindner KH, Dirks B, Strohmenger HU, Prengel AW, Lindner IM, Lurie KG (1997) Randomised comparison of epinephrine and vasopressin in patients with out-of-hospital ventricular fibrillation. Lancet 349:535–537
38. Newman DH, Greenwald I, Calleway CW (2000) Cardac arrest and the role of thrombolytic agents. Ann Emerg Med 35:472–480
39. Ruiz-Bailen M, Aguayo de Hoyos E, Serrano-Corcoles MC, Diaz-Castellanos MA, Ramos-Cuadra JA, Reina-Toral A (2001) Efficacy of thrombolysis in patients with acute myocardial infarction requiring cardiopulmonary resuscitation. Intensive Care Med 27:1050–1057

40. Safar P (1986) Cerebral resuscitation after cardiac arrest: a review. Circulation 74 (Suppl):IV138–IV153
41. Safar P, Behringer W, Sterz F, Böttiger BW (2002) Cerebral resuscitation potentials for cardiac arrest. Crit Care Med 30 (Suppl):S1–S5
42. Safar P, Stezoski SW, Nemoto EM (1976) Amelioration of brain damage after 12 minutes cardiac arrest in dogs. Arch Neurol 33:91–95
43. Scholz KH, Hilmer T, Schuster S, Wojcik J, Kreuzer H, Tebbe U (1990) Thrombolyse bei reanimierten Patienten mit Lungenembolie. Dtsch Med Wochenschr 115:930–935
44. Silfvast T (1991) Cause of death in unsuccessful prehospital resuscitation. J Int Med 229:331–335
45. Spaulding CM, Joly LM, Rosenberg A, Monchi M, Weber SN, Dhainaut JFA, Carli P (1997) Immediate coronary angiography in survivers of out-of-hospital cardiac arrest. N Engl J Med 336:1629–1633
46. Stein PD, Henry JW (1995) Prevalence of acute pulmonary embolism among patients in a general hospital and at autopsy. Chest 108:978–981
47. Störk T, Bodemann T, Eichstädt H, Hochrein H (1992) Thrombolyse unter Reanimationsbedingungen. Internist 33:247–251
48. Tiffany PA, Schultz M, Stueven H (1998) Bolus thrombolytic infusions during CPR for patients with refractory arrest rhythms: Outcome of a case series. Ann Emerg Med 31:124–126
49. Westhoff-Bleck M, Gulba DC, Claus G, Rafflenbeul W, Lichtlen PR (1991) Lysetherapie bei protrahierter kardiopulmonaler Reanimation: Nutzen und Komplikationen. Z Kardiol 80 (Suppl 3):139
50. Zipes DP, Wellens HJ (1998) Sudden cardiac death. Circulation 98:2334–2351

KAPITEL 10

Disseminierte Gerinnungsaktivierung

K. Grimme und H.-C. Pape

Einleitung

Die Gerinnungsdiagnostik hat innerhalb der letzten zwei Jahrzehnte ein sehr umfangreiches Ausmaß angenommen. Durch neue immunologische Testverfahren sind eine große Zahl zusätzliche Marker in die Routinebestimmung aufgenommen worden. Jedoch haben die Problematiken um verschiedene Gerinnungsstörungen nicht abgenommen. Besonders bedeutend sind hierbei systemische Entgleisungen des komplexen Gerinnungs- und Fibrinolysesystems wie die intravasale disseminierte Koagulation beim Schwerverletzten, insbesondere wenn noch zusätzliche operative Eingriffe vorgenommen werden müssen. Bei solchen interdisziplinären Herausforderungen müssen somit sich frühzeitig entwickelnde Gerinnungsstörungen berücksichtigt werden, um unter Zuhilfenahme aller diagnostischen Möglichkeiten rechtzeitig intervenieren zu können.

Gerinnung beim Polytrauma

Der schwer verletzte, polytraumatisierte Patient ist besonders gefährdet, Störungen im Gerinnungssystem zu entwickeln (Abb. 10.1). Durch Veränderungen in der Mikrozirkulation bei Schockzuständen, Hypothermie, Weichteilschäden sowie azidotischen Zuständen kommt es zu Gewebehypoxie und zur Freisetzung von Gewebethromboplastin, gefolgt von einer Bildung von Thrombin und Fibringerinnseln in der Mikrozirkulation. Diese disseminierte intravasale Koagulopathie (DIC) kann, wenn nicht rechtzeitig erkannt, eine entscheidende Wende in der Versorgung des Schwerverletzten darstellen, da es lokal zu erheblichen Minderdurchblutungen und als Folge davon zu einem Organausfall kommen kann (Leber, Lunge, Niere). Systemisch können die Auswirkungen noch gravierender sein, da es nach Aktivierung des Gerinnungssystems zum massiven Verbrauch von Gerinnungsfaktoren und Thrombozyten kommen kann, was zu einer generalisierten hämorrhagischen Diathese, zum Schock oder zur Hä-

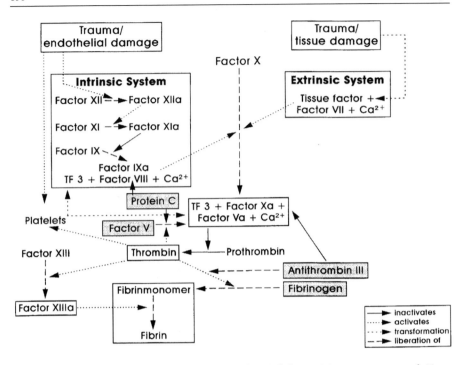

Abb. 10.1. Gerinnungskaskade. *Grau unterlegt*: die wichtigsten Messparameter nach Trauma [9]

molyse führen kann. Manifeste Störungen der Hämostase infolge Polytraumatisierung treten bereits präklinisch innerhalb der ersten 60–90 Minuten auf und führen zu einem signifikanten Verbrauch von prokoagulatorischen sowie fibrinolytischen Faktoren [5]. Untersuchungen an Schwerverletzten ergaben, dass die Aktivität des Gerinnungs- und Fibrinolysesystems bis zum 6. Tag nach Verletzung erhöht ist [3]. Die Multicenterstudie zwischen Hannover und Essen ist die genaueste bisher verfügbare Studie, die in 6- bis 12-stündigen Abständen prospektiv bei 38 Patienten ausgiebige Analysen u. a. der Gerinnung durchführte [1]. Da jede Verbrauchskoagulopathie das Leben des Patienten akut gefährden kann, ist eine frühzeitige Gerinnungsdiagnostik von entscheidender Bedeutung. Am zuverlässigsten hat sich der Nachweis spezifischer Reaktionsprodukte der Gerinnung und Fibrinolyse erwiesen, jedoch ist hierbei die Dynamik des erhöhten Umsatzes nicht zu unterschätzen und erfordert daher in kurzfristigen Abständen Kontrollen [1]. Eine signifikante Verminderung der Thrombozytenzahl kann ein erstes Warnzeichen für den Verbrauch von Hämostasepotential und eine beginnende DIC sein [1; 5]. Hierbei ist auch die Kontrolle des Fibrinogenspiegels von Bedeutung, da eine deutliche Verminderung fast immer durch eine systemische Fibrinolyse bedingt ist. Jedoch ist hier zu berücksichtigen, dass Fibrinogen zu den Akute-Phase-Proteinen gehört und deshalb in den ersten 6 Tagen nach dem Unfallereignis ein Anstieg der Werte nachgewiesen werden kann [3], weiterhin aber mit einem signifikanten Abfall zwischen Unfallort und Klinikeinweisung zu rechnen ist [5].

Bedeutung des AT-III

Ebenfalls mit einer deutlichen Verminderung des physiologischen Gerinnungsinhibitors AT-III kann kurze Zeit nach Polytrauma gerechnet werden, gleichzeitig kommt es dann zum Anstieg des Thrombin-Antithrombin-III-Komplexes (Abb. 10.2 und Abb. 10.3). Diese Befundkonstellation muss jedoch nicht beweisend für das Vorliegen einer Verbrauchskoagulopathie sein, sondern kann auch im Rahmen des natürlichen Gerinnungsprozesses an den Wundflächen entstehen [1]. In einer Studie, die 42 Traumapatienten auf fibrinolytische Aktivität untersuchte, konnten keine signifikanten Veränderungen im AT-III-Plasmaspiegel innerhalb der ersten 3 Tage nach dem Unfallereignis festgestellt werden [2]. Da beim Polytrauma mit großen Blutverlusten zu rechnen ist, kann ein verringer-

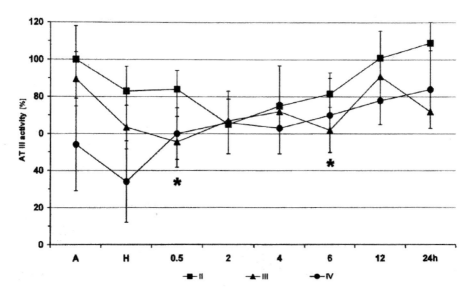

Abb. 10.2. Verletzungsabhängige Reduktion des AT-III-Spiegels nach Trauma [6]. ■ ISS 9–17; ▲ ISS 18–32; ● ISS >32

Abb. 10.3a–d.
Exemplarischer Verlauf einer Verbrauchskoagulopathie nach Polytrauma [1]

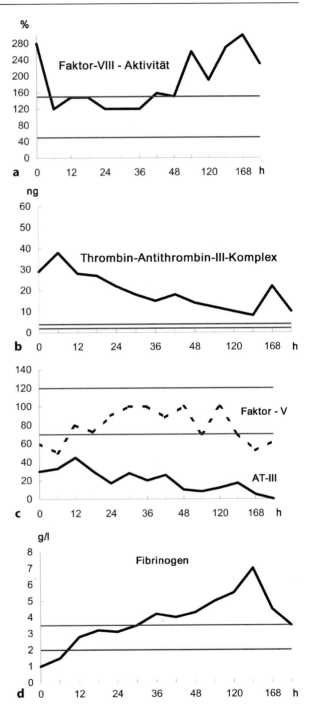

ter AT-III-Spiegel aber auch durch die notwendige Dilutionstherapie herbeigeführt werden. Trotzdem scheint die schnelle Überwindung der hämodynamischen Instabilität von besonderer Bedeutung, da Dauer und Schwere einer bestehenden Hypovolämie wesentlich zu einer sich entwickelnden Gerinnungsstörung beitragen können [5]. Risberg et al. fanden einen initialen Abfall von Antithrombin III, der auf das aktivierte Gerinnungssystem hinweisend ist, sie halten daher die Bestimmung für prognostisch günstig [13]. Verschiedene Studien haben untersucht, inwieweit die AT-III-Substitution im Hinblick auf den klinischen Verlauf von Bedeutung ist. Jedoch konnten nur wenige Untersuchungen positive Ergebnisse aufweisen, die eine Reduktion der Sterblichkeit oder des Organversagens ergaben.

Bedeutung der D-Dimere

Zur Diagnose der abnormen intravasalen Gerinnung hat sich ebenfalls die Bestimmung der fibrinspezifischen Spaltprodukte, der so genannten D-Dimere, die aus quervernetztem Fibrin unter Einwirkung von Plasmin und Abspaltung des E-Spaltproduktes entstehen, bewährt [1–3, 5, 7], da sie in Notfallsituationen mit Schnelltests gut bestimmt werden können. Entgegen den Empfehlungen der Gerinnungsphysiologen hat sich die Routinebestimmung nicht überall durchsetzen können; möglicherweise spielen Kostenaspekte eine wesentliche Rolle. Die Plasminaktivität wird im Wesentlichen durch den Tissue-Faktor-Plasminogenaktivator (t-PA) aus dem Endothel bestimmt. Bei Untersuchungen am Unfallort stellte sich heraus, dass eine deutlich erhöhte Aktivität des t-PA vorlag, was als beweisend für die frühe Aktivierung des fibrinolytischen Systems gewertet werden kann [5]. Demzufolge kommt es also nach sofortiger Aktivierung des Gerinnungssystems, mit intravaskulärer Fibrinbildung, zu einer überschießenden Fibrinolyse mit starker Erhöhung der D-Dimere [2, 3, 5]. Aus mehreren Untersuchungen geht hervor, dass die erhöhten D-Dimere mit der Entwicklung von tiefen Venenthrombosen in Verbindung stehen [2, 8, 12].

Veränderungen im Gerinnungssystem bei Traumapatienten können besonders in Form der disseminierten Gerinnung in Organen wie Lunge oder Niere beginnen und schnell einen letalen Verlauf nehmen, ohne dass dies von den Gerinnungstests bereits angezeigt wird [1]. Durch die Hyperkoagulopathie und anschließende reaktive Hyperfibrinolyse kommt es zu Mikroembolisationen und damit zu folgenden Auswirkungen:

1. Akute Störung der Lungenfunktion, besonders bei Patienten mit Thoraxtrauma,
2. Verschlechterung des Verlaufs und des Ausmaßes eines ARDS.

Operativ bedingte Veränderungen des Gerinnungssystems

Operative Eingriffe können aufgrund ihrer teilweise hohen Invasivität ebenfalls zu komplizierten und pathologischen Abläufen im Gerinnungssystem führen, besonders wenn ihr Einfluss addierend zu schweren Verletzungen hinzugerechnet werden muss. In einer Studie anhand prospektiv dokumentierter Patienten des Deutschen Trauma-Registers (DTR) zeigte sich eindeutig, dass bei Überschreiten eines 6-h-Zeitraumes nach Trauma mit einer deutlich erhöhten Inzidenz eines Organversagens zu rechnen ist [11]. Erst seit kurzem ist es möglich, die Auswirkungen des Traumas durch immunologische, inflammatorische und hämoseologische Kaskadenreaktionen zu quantifizieren, hier spielen insbesondere die Interleukine-6 und Il-8 eine Rolle [6, 10]. Untersuchungen mit verschiedenen Osteosynthesen (auf- und unaufgebohrte Marknagelung, Platten-

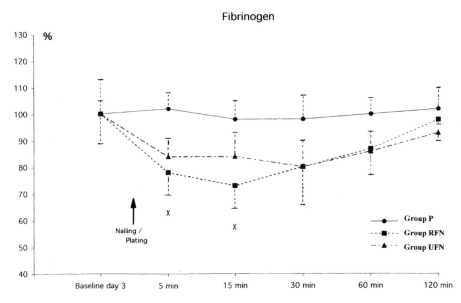

Abb. 10.4. Einfluss verschiedener Operationsverfahren am Oberschenkel nach Schock und Lungenkontusion im Schafmodell (Plattenosteosynthese vs. Marknagel/aufgebohrt – unaufgebohrt) auf die Fibrinogenspiegel [9]

osteosynthese) im Tiermodell ergaben eine erhöhte Aktivität von Gerinnungsfaktoren, die mit erhöhter Gefäßpermeabilität der Lungenstrombahn in Zusammenhang gebracht wurde (Abb. 10.4; [9]). Intraoperative Messungen von Antithrombin III und Fibrinogen bei den verschiedenen Osteosyntheseverfahren ergaben einen signifikanten Abfall in der Gruppe der aufgebohrten Marknägel im Vergleich zur Gruppe der Plattenosteosynthesen [9]. Diese Ergebnisse sind von besonderer Bedeutung, da die Oberschenkelfraktur eine eigenständige hohe Morbidität aufweist und die häufigste Fraktur langer Röhrenknochen beim Schwerverletzten darstellt. Heim et al. konnten vergleichbare Ergebnisse beim Kaninchen bezüglich der Gerinnung mit Abfall von Fibrinogen und AT-III und Aktivierung der Thrombozyten bei invasiven intramedullären Verfahren nachweisen [4].

Schlussfolgerung

- Bei der Versorgung polytraumatisierter Patienten sind frühzeitig auch hämostaseologische Überlegungen in die Behandlungsstrategie mit einzubeziehen.
- Gemessene Gerinnungsstörungen bei Klinikaufnahme im Schockraum gelten nicht als Maß für die einzuleitende Substitutionstherapie, sondern als Indikator für das Ausmaß der Gesamtverletzung.
- Mehrfache Kontrollmessungen der Gerinnungsparameter sind in Abhängigkeit der Schwere der Grunderkrankung erforderlich, da die Geschwindigkeit, mit der sich eine Verbrauchskoagulopathie entwickelt, individuell sehr variieren kann.
- Schwere DIC frühzeitig nach Trauma zwingt den behandelnden Chirurgen zu einer modifizierten Verfahrenswahl in Form einer temporären Transfixation (Fixateur externe) anstelle einer definitiven Stabilisierung mittels OSMN (Oberschenkelmarknagelosteosynthese)

Literatur

1. Barthels M, Poliwoda H (1998) Gerinnungsanalysen. Thieme, Stuttgart New York, S 1–416
2. Enderson BL, Chen JP, Robinson R, Maull KI (1991) Fibrinolysis in multisystem trauma patients. J Trauma 31:1240–1246
3. Gando S, Tedo I, Kubota M (1992) Posttrauma coagulation and fibrinolysis. Crit Care Med 20:594–600

4. Heim D, Regazzoni P, Tsakiris DA et al. (1995) Intramedullary nailing and pulmonary embolism: does unreamed nailing prevent embolization? An in vivo study in rabbits. J Trauma 38:899–906
5. Lampl L, Bock KH, Hartel W, Helm M, Tisch M, Seifried E (1992) Disorders of hemostasis after polytrauma. On the extent of intrinsic fibrinolytic activity in the preclinical phase. Chirurg 63:305–309
6. Liener UC, Bruckner UB, Strecker W, Steinbach G, Kinzl L, Gebhard F (2001) Trauma severity-dependent changes in AT III activity. Shock 15:344–347
7. Murphy WG, Davies MJ, Eduardo A (1993) The haemostatic response to surgery and trauma. Br J Anaesth 70:205–213
8. Owings JT, Bagley M, Gosselin R, Romac D, Disbrow E (1996) Effect of critical injury on plasma antithrombin activity: low antithrombin levels are associated with thromboembolic complications. J Trauma 41:396–405
9. Pape HC, Bartels M, Pohlemann T et al. (1998) Coagulatory response after femoral instrumentation after severe trauma in sheep. J Trauma 45:720–728
10. Pape HC, Schmidt RE, Rice J et al. (2000) Biochemical changes after trauma and skeletal surgery of the lower extremity: quantification of the operative burden. Crit Care Med 28:3441–3448
11. Pape HC, Stalp M, Dahlweid M, Regel G, Tscherne H (Arbeitsgemeinschaft „Polytrauma" der Deutschen Gesellschaft für Unfallchirurgie) (1999) Welche primäre Operationsdauer ist hinsichtlich eines „Borderline-Zustandes" polytraumatisierter Patienten vertretbar? Unfallchirurg 102:861–869
12. Raimondi P, Bongard O, de Moerloose P, Reber G, Waldvogel F, Bounameaux H (1993) D-dimer plasma concentration in various clinical conditions: implication for the use of this test in the diagnostic approach of venous thromboembolism. Thromb Res 69:125–130
13. Risberg B, Medegard A, Heideman M et al. (1986) Early activation of humoral proteolytic systems in patients with multiple trauma. Crit Care Med 14:917–925

KAPITEL 11
Humane Prionenerkrankungen

M. Glatzel und A. Aguzzi

Einleitung

Die übertragbaren spongiformen Enzephalopathien („transmissible spongiform encephalopathies", TSE) stellen eine Gruppe von Erkrankungen dar, die zwar dem neurodegenerativen Formenkreis angehören, jedoch gleichzeitig einen infektiösen Charakter aufweisen [1, 19]. In einer Reihe von Experimenten wurden höchst atypische Eigenschaften des infektiösen Agens nachgewiesen, unter anderem eine lange Inkubationszeit und eine außerordentliche Widerstandsfähigkeit gegenüber Inaktivierung durch hohe Temperaturen, Behandlung mit alkylierenden Substanzen, Aldehyden sowie UV-Licht. Diese Tatsachen gaben bereits sehr früh Anlass zu Spekulationen darüber, dass möglicherweise der TSE-Erreger nicht zu den bislang bekannten Klassen infektiöser Mikroorganismen gehören würde. Im Jahre 1982 führte Stanley B. Prusiner den Namen „Prion" für dieses ungewöhnliche infektiöse Agens ein [18]. Die „protein only hypothesis" besagt, dass Prionen frei von Nukleinsäuren sind und ausschließlich aus einer abnorm gefalteten Form des normalen „zellulären" Prionproteins (PrP^C; PrP zellulär) bestehen (Abb. 11.1). Die abnorm gefaltete Form PrP^{Sc} (PrP Scrapie) unterscheidet sich von PrP^C nur durch Unterschiede in der Proteinfaltung.

Obwohl Prusiner mit diesem Ausdruck ursprünglich einen spezifischen Erreger definierte, der ausschließlich aus Protein bestehen soll, wird der Ausdruck in dieser Schrift als Bezeichnung des infektiösen Agens verwendet, ohne auf die zugrunde liegende Hypothese Bezug zu nehmen.

Humane Prionenerkrankungen

Bei der Creutzfeldt-Jakob-Erkrankung (CJD) handelt es sich um eine äußerst seltene Erkrankung. Die Inzidenz von CJD ist in den Ländern, die ein funktionierendes CJD-Überwachungssystem haben, sehr ähnlich und beläuft sich auf

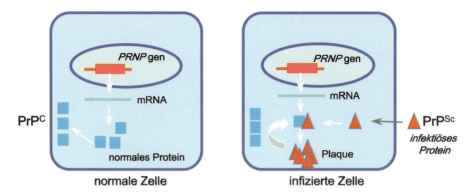

Abb. 11.1. Die Protein-only-Hypothese: Ein infektiöses Protein (PrP^{Sc} abnorm gefaltete Form des körpereigenen Prionproteins PrP^{C}) ist in der Lage, andere körpereigene Prionproteine in die pathologische Form (PrP^{Sc}) umzuwandeln

ca. 1,2–1,5 Fälle pro Million Einwohner pro Jahr (www.doh.gov.uk/cjd/stats, monatliche Statistik der Creutzfeldt-Jakob-Krankheit, Department of Health).

Seit der ersten Beschreibung dieser Erkrankung durch A. M. Jakob und H. G. Creutzfeldt [12] hat man folgende Formen von TSE beim Menschen identifizieren können.

Sporadische Creutzfeldt-Jakob-Krankheit (sCJD)

sCJD ist die häufigste menschliche TSE (Inzidenz ca. 1 pro 10^6 Einwohner pro Jahr). Das Hauptmerkmal der sCJD ist eine relativ rasch fortschreitende Demenz. Diese entwickelt sich nach einem Prodromalstadium und ist begleitet von Sprachstörungen und Myoklonien. Im weiteren Krankheitsverlauf stehen Hypo- oder Akinesie, starke Rigidität oder Spastik im Vordergrund. Der Verlauf ist obligat letal: 90% der Patienten versterben innerhalb eines Jahres nach Krankheitsbeginn.

Familiäre Creutzfeldt-Jakob-Krankheit (fCJD)

In ca. 10–15% aller menschlichen TSE kann man von einer genetischen Ursache ausgehen. Insgesamt wurden in den letzten Jahren mehr als 20 Mutationen im Leseraster des Gens nachgewiesen, das das Prionprotein kodiert (*PRNP*; [5]).

Für mindestens 5 dieser Mutationen ist ein eindeutiger Zusammenhang zwischen genetischer Veränderung und Erkrankung nachgewiesen (Tabelle 11.1). Sonderformen der fCJD sind das Gerstmann-Sträussler-Scheinker-Syndrom und die fatale familiäre Insomnie.

Tabelle 11.1. Familiäre Fälle der CJD gehen mit Mutationen im Prionproteingen (*PRNP*) einher. Insgesamt sind über 26 Mutationen in *PRNP* bekannt

Kodon	Veränderung des Prionproteins
Creutzfeld-Jakob-Erkrankung	
Missense-Mutationen	
178	Aspartat zu Asparagin
180	Valin zu Isoleucin
200	Glutamat zu Lysin
208	Arginin zu Histidin
210	Valin zu Isoleucin
232	Methionin zu Arginin
Insertionen	
Zwischen Kodon 51 und 91	1 Oktapeptid-Wiederholung (24-bp-Einschub)
Zwischen Kodon 51 und 91	2 Oktapeptid-Wiederholungen (48-bp-Einschub)
Zwischen Kodon 51 und 91	4 Oktapeptid-Wiederholungen (96-bp-Einschub)
Zwischen Kodon 51 und 91	5 Oktapeptid-Wiederholungen (120-bp-Einschub)
Zwischen Kodon 51 und 91	6 Oktapeptid-Wiederholungen (144-bp-Einschub)
Zwischen Kodon 51 und 91	7 Oktapeptid-Wiederholungen (168-bp-Einschub)
Gerstmann-Stäussler-Scheinker-Syndrom	
Missense-Mutationen	
102	Prolin zu Leucin
105	Prolin zu Leucin
117	Alanin zu Valin
198	Phenylalanin zu Serin
212	Glutamin zu Prolin
217	Glutamin zu Arginin
Insertionen	
Start am Kodon 84	8 Oktapeptid-Wiederholungen (192-bp-Einschub)
Start am Kodon 76	8 Oktapeptid-Wiederholungen (192-bp-Einschub)
Keine Angaben	8 Oktapeptid-Wiederholungen (192-bp-Einschub)
Fatale familiäre Insomnie	
Missense-Mutation	
178	Aspartat zu Aspargin

Iatrogene Creutzfeldt-Jakob-Krankheit (iCJD)

Bei der iatrogen übertragenen CJD erfolgt die Infektion von Patienten durch direkte Transmission von Prionen-kontaminiertem Material, wie zum Beispiel Dura- oder Korneatransplantate. Auch die Verabreichung von kontaminiertem Wachstumshormon ist mit Fällen von iCJD in Verbindung gebracht worden. Insgesamt sind über 350 Fälle von iatrogen ausgelöster Creutzfeldt-Jakob-Krankheit veröffentlicht [4].

Neue Variante der Creutzfeldt-Jakob Krankheit (vCJD)

Eine relativ neue Entität der humanen TSE ist die neue Variante der Creutzfeldt-Jakob-Erkrankung. Diese Erkrankung wurde erstmals 1996 beschrieben [23]. Bis dato sind über 100 Fälle in Großbritannien, 3 Fälle in Frankreich und 1 Fall in Irland offiziell bekannt geworden. Sowohl epidemiologisch als auch histopathologisch unterscheidet sich vCJD in mehreren wesentlichen Punkten von sCJD. So ist sCJD eine Erkrankung, die hauptsächlich ältere Menschen betrifft, wohingegen an vCJD vorwiegend junge Patienten erkranken (der Großteil der bisher bekannten Patienten war zwischen 12 und 52 Jahre alt; [6]). Im Vergleich zu sCJD sind die initialen Symptome bei vCJD Persönlichkeitsstörungen oder Psychosen, außerdem ist der Verlauf von vCJD langsamer (Tabelle 11.2). Auch

Tabelle 11.2. Unterschiede zwischen sporadischer und neuer Variante CJD

	Sporadische CJD	Neue Variante CJD
Manifestationsalter	55–70 Jahre	19–39 (median 28) Jahre
Klinisches Bild	Demenz, Myoklonie	Verhaltensauffälligkeiten, Ataxie, Dysästhesie
PRNP-Genotyp (Kodon 129)	Überwiegend homozygot	100% Met/Met-homozygot
PrP^{Sc}-Ablagerungen	Synaptisch, selten plaqueartig	Floride Plaques
PrP^{Sc}-Bandenmuster	Typ 1 und Typ 2[a]	Typ 4 (ähnlich experimentellem BSE in Mäusen, Makaken und anderen Spezies)

[a] Typ 3: iatrogene Fälle bei intramuskulären Injektionen.

pathologisch-anatomisch weist vCJD Besonderheiten auf: Eine Spongiose und plaqueartige Ablagerungen von PrP^{Sc} können sich sowohl bei vCJD als auch bei sCJD zeigen (Abb. 11.2) Die PrP^{Sc}-Plaques sind jedoch bei vCJD von einem Ring aus spongiformen Veränderungen umgeben.

Bovine spongiforme Enzephalopathie (BSE) bei Rindern

Die ersten BSE-Fälle traten in Großbritannien 1986 auf. Die Epidemie erreichte 1993 ihren Höhepunkt: Insgesamt erkrankten zwischen 0,8 und 1,2 Millionen Rinder in England (Abb. 11.3). Man kann davon ausgehen, dass mindestens 730.000 dieser infizierten Tiere in die menschliche Nahrungskette gelangt sind [2]. Obwohl England am stärksten von der BSE-Epidemie betroffen ist, traten und treten BSE-Fälle auch in anderen Ländern wie Belgien, Dänemark, Deutschland, Frankreich, Irland, Luxemburg, Liechtenstein, Niederlande, Nordirland, Portugal und der Schweiz auf.

Das klinische Erscheinungsbild von BSE ist relativ variabel. Frühe Anzeichen dieser Erkrankung sind Verhaltensstörungen. Diese können sich in Form von vermehrter Ängstlichkeit oder Ruhelosigkeit äußern. Weiterhin finden sich Hypersalivation und Hypersensitivität auf Berührungen des Kopfes sowie Hypersensitivität auf akustische Stimuli. Ataxie tritt relativ spät im Verlauf der Erkrankung auf [22].

Histopathologisch erkennt man die klassischen neuropathologischen Merkmale von TSE wie eine ausgeprägte Spongiose und Gliose sowie einen Neuronenverlust. Das Besondere an BSE ist, dass diese Veränderungen ein stereotypes Verteilungsmuster aufweisen. Der Hirnstamm (insbesondere die Pons und die Medulla oblongata) gehört zu den Regionen, die am stärksten betroffen sind [22].

BSE und vCJD

Man führt die Entstehung und Verbreitung der bovinen spongiformen Enzephalopathie auf die Verfütterung von mangelhaft aufbereiteten Schlachtabfällen an Rinder zurück. Das Auftreten von mehreren atypischen Fällen einer Creutzfeldt-Jakob-ähnlichen Erkrankung (neue Variante der Creutzfeldt-Jakob-Krankheit, vCJD) in Großbritannien und zusätzlicher Fälle in Frankreich legten den Verdacht nahe, dass BSE durch den Verzehr kontaminierter Fleischproduk-

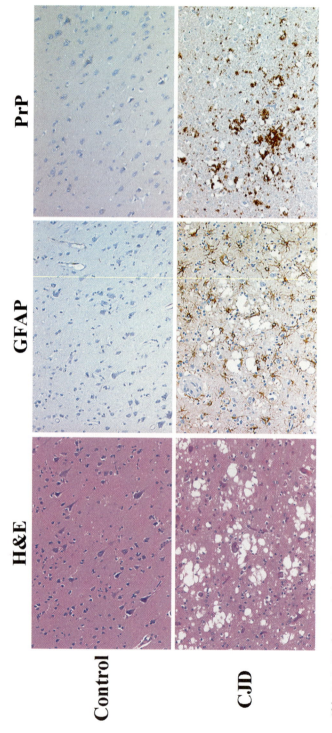

Abb. 11.2. Die histopathologischen Merkmale der Creutzfeldt-Jakob-Erkrankung sind Spongiose, Gliose (immunhistochemische Färbung mit einem Astrogliazellmarker) sowie die Ablagerung der pathologischen Form des Prionproteins (immunhistochemische Färbung für das Prionprotein)

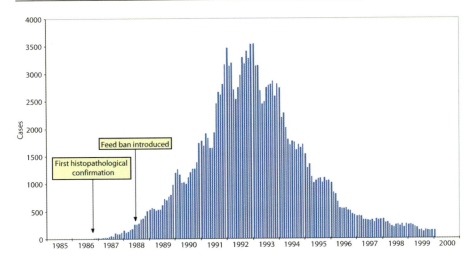

Abb. 11.3. Bestätigte Fälle von BSE in England, aufgelistet nach Monat und Jahr des Beginns der Erkrankung. Eingezeichnet sind die erste histopathologische Bestätigung der Erkrankung sowie die Einführung des Futterbannes. (Quelle: British Ministry of Agriculture, Fisheries and Food)

te auf den Menschen übertragen wurde [1]. Aber gibt es Beweise dafür, dass der Erreger von vCJD mit dem Erreger der bovinen spongiformen Enzephalopathie identisch ist? Wenn man alle Hinweise hierfür isoliert betrachtet, ist diese Hypothese nicht sicher bewiesen. Betrachtet man jedoch die Fülle der Daten im Kontext, so ist sie höchstwahrscheinlich richtig. Die biochemischen Charakteristika der beiden Erreger sind identisch. Transmissionsdaten im Mausmodell sowie im Primatenmodell weisen ebenfalls darauf hin, dass die beiden Erreger identisch sind [11]. Schlussendlich sind auch die epidemiologischen Daten eindeutig: So ist die höchste Inzidenz von vCJD in Großbritannien anzutreffen, das die höchste Inzidenz an BSE aufweist. Weitere Fälle von vCJD traten in Frankreich auf, dem Land, das 70% aller britischen Rindfleischimporte bezogen hat (www.oie.int/Status/A_bse.htm, Anzahl der berichteten BSE-Fälle weltweit).

Molekulare Grundlagen von Prionenerkrankungen

Replikation des Erregers

Das Postulat eines ausschließlich aus Protein bestehenden infektiösen Partikels führt direkt zur Frage, wie sich der Erreger in Abwesenheit jeglicher Nukleinsäuren replizieren soll und eine übertragbare Erkrankung verursachen kann. Dieses Phänomen widerspricht allen bisherigen Erkenntnissen der molekularen Pathologie infektiöser Erkrankungen. Prusiner [18, 19] argumentierte, dass das Einbringen von PrP^{Sc} in eine Zelle die Konversion von PrP^C (oder eines PrP^C-Vorläufers) in PrP^{Sc} katalysieren würde. Die eigentliche biophysikalische Natur dieser hypothetischen Konversion ist allerdings bislang unaufgeklärt geblieben.

Mehrere Modelle wurden vorgeschlagen, um den Mechanismus zu erklären, durch den PrP^{Sc} in der Lage ist, PrP^C zu rekrutieren und in weiteres PrP^{Sc} umzufalten. In dem von Prusiner vorgeschlagenen Modell bewirkt ein PrP^{Sc}-Monomer die Umfaltung eines PrP^C-Moleküls in die PrP^{Sc}-Konformation. Das bedeutet, dass PrP^{Sc} nach Eindringen in eine Zelle die Konversion von PrP^C-Molekülen zu PrP^{Sc}-Molekülen auslösen kann und damit die Replikation der infektiösen Einheit sichergestellt wird (s. Abb. 11.1). Ein alternatives Modell schlägt hingegen vor, dass die Bildung von PrP^{Sc} durch eine Art „Kristallisationskeim" von aggregiertem PrP^{Sc} initiiert wird und schließlich einen gesteuerten Aggregationsprozess auslöst, bei dem sich weitere PrP^{Sc}-Moleküle anlagern und dadurch den Komplex stabilisieren. Hat der Komplex eine gewisse Größe erreicht, zerfällt er in mehrere Stücke, von denen jedes einen neuen Kristallisationskern darstellt und auf diese Weise den Aggregationsprozess beschleunigt [13]. Allerdings bedürfen beide Modelle noch einer experimentellen Bestätigung. Zwar konnte in einem In-vitro-Experiment mit gereinigten Proteinen gezeigt werden, dass PrP^{Sc}-Aggregate in der Lage sind, PrP^C in eine proteaseresistente Form zu rekrutieren [15], die Reaktionsprodukte waren allerdings nicht infektiös. In einer vielversprechenden neueren Studie konnte gezeigt werden, dass eine exponentielle Vermehrung proteaseresistenten Prionproteins mittels einer relativ einfach durchzuführenden zyklischen Amplifikation von minimalen Mengen von PrP^{Sc} unter Zugabe von PrP^C enthaltendem Hirnhomogenat möglich ist. Diese relativ einfach durchzuführende Methode könnte sowohl für die Entwicklung von sensitiveren diagnostischen Verfahren als auch im Bereich der Grundlagenforschung nützlich sein [21].

Neuroinvasion von Prionen

Obwohl die intrazerebrale Verabreichung von Prionen weitaus am effektivsten ist, stellt die orale Aufnahme den epidemiologisch relevanteren Infektionsweg dar. Es ist anzunehmen, dass auf diese Weise BSE und vCJD übertragen wurden

[10, 11]. Da sich aber Prionenerkrankungen primär als Erkrankungen des ZNS manifestieren, ist die Neuroinvasion der Prionen von entscheidender Bedeutung. In Anbetracht der sehr genau reproduzierbaren Inkubationszeiten kann auch davon ausgegangen werden, dass diese Abläufe einer genauen Kontrolle unterliegen.

Der Einsatz von transgenen Mausmodellen hat es ermöglicht, dass wir inzwischen eine relativ genaue Vorstellung darüber haben, wie Prionen vom Magen-Darm-Trakt in das Gehirn gelangen. Das von uns und von anderen vorgeschlagene Modell der Neuroinvasion von Prionen geht von einem Mechanismus aus, der aus 2 Phasen besteht (Abb. 11.4). In der ersten Phase kommt es zu einer Besiedlung lymphatischer Organe durch Prionen. In der zweiten Phase werden infektiöse Prionen entlang peripherer Nerven in das zentrale Nervensystem transportiert [9].

Das lymphatische System. Mehrere Arbeiten weisen auf die Bedeutung des lymphatischen Systems bei der Prionreplikation hin. Untersuchungen, in denen nach einer intraperitonealen Gabe von Prionen eine Ganzkörperbestrahlung durchgeführt wurde, zeigten, dass die entscheidenden Zellen offenbar weitge-

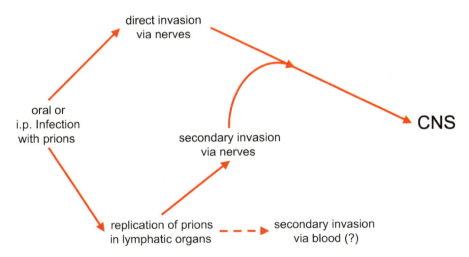

Abb. 11.4. Neuroinvasion von Prionen: Periphere Injektion von großen Mengen an infektiösen Prionen kann zur direkten Neuroinvasion über periphere Nerven führen. Injektion von geringeren Mengen an infektiösen Prionen führt nur dann zu effizienter Neuroinvasion, wenn sich der Erreger in lymphatischen Organen replizieren kann. Hämatogene Neuroinvasion spielt bei experimenteller Infektion im Mausmodell wahrscheinlich keine Rolle, wohingegen bei vCJD eine hämatogene Neuroinvasion von Prionen denkbar ist

hend strahlenunempfindlich sind [7]. Andererseits konnte gezeigt werden, dass die Abwesenheit von B-Zellen in transgenen Mäusen mit einer Resistenz gegenüber Prionenerkrankungen einhergeht, wenn man infektiöse Prionen intraperitoneal verabreicht [14]. Die Abwesenheit von B-Zellen wiederum führt unweigerlich zu Störungen des follikulär-dendritischen Netzwerks. Diese Informationen sind sehr gut mit einer Schlüsselfunktion von follikulär-dendritischen Zellen (FDC) für die Akkumulation und die Replikation von Prionen im lymphatischen System vereinbar. Tatsächlich akkumuliert PrP^{Sc} in diesen Zellen bei infizierten Mäusen. Eine zeitlich limitierte Depletion von FDC führt dazu, dass die Replikation von Prionen in lymphatischen Organen drastisch vermindert ist. Weiterhin zeigen diese Mäuse eine deutliche Verlängerung der Inkubationszeit bis zur Entwicklung einer terminalen Prionenerkrankung nach intraperitonealer Injektion von infektiösen Prionen [17].

Periphere Nerven. Obwohl die Akkumulation und die Replikation von Prionen im lymphatischen System bei peripherer Verabreichung von Prionen eine entscheidende Rolle spielen, erfolgt aller Wahrscheinlichkeit nach der tatsächliche Transport von Prionen in das zentrale Nervensystem entlang von peripheren Nerven. Bei intraperitonealer Verabreichung von großen Mengen infektiöser Prionen erfolgt die Neuroinvasion von Prionen sogar in Abwesenheit eines intakten lymphatischen Systems [16, 20]. Eine Voraussetzung für den effizienten Transport entlang peripherer Nerven ist die Expression von PrP^C auf peripheren Nerven. Tatsächlich scheint die Überexpression von PrP^C auf peripheren Nerven die Neuroinvasion entlang peripherer Nerven zu modulieren. Sowohl parasympathische als auch sympathische Nerven sind in der Lage, den Transport von Prionen in das zentrale Nervensystem zu bewerkstelligen [3, 8].

Ausblick

Der Wissensstand im Bereich der Prionenerkrankungen hat in den letzten Jahren beträchtliche Fortschritte gemacht. Die Menge an Veröffentlichungen über die Neuroinvasion und die Replikation von Prionen ist überwältigend. Große Wissenslücken bestehen jedoch nach wie vor. Der endgültige Beweis der *Protein-only-Hypothese*, die Erzeugung von infektiösen PrP^{Sc} *in vitro*, ist noch nicht erbracht. Auch ist der molekulare Mechanismus der Entstehung der häufigsten humanen Prionenerkrankung, der sCJD, unbekannt. Weiterhin besteht erheblicher Nachholbedarf im Bereich der In-vivo-Diagnostik von Prionenerkrankungen. Die Suche nach Markersubstanzen für subklinische Fälle an vCJD und BSE hat gerade erst begonnen.

Die Entdeckung von BSE-Fällen in Festlandeuropa und die mögliche Übertragung von vCJD-Prionen durch Blut oder durch chirurgische Instrumente stellt die Wissenschaft vor neue Herausforderungen. In den nächsten Jahren wird sich zeigen, ob Erkenntnisse der Grundlagenforschung in dringend benötigte diagnostische Tests und Therapiekonzepte umgesetzt werden können.

Literatur

1. Aguzzi A, Montrasio F, Kaeser PS (2001) Prions: health scare and biological challenge Nat Rev Mol Cell Biol 2:118–126
2. Anderson RM, Donnelly CA, Ferguson NM et al. (1996) Transmission dynamics and epidemiology of BSE in British cattle. Nature 382:779–788
3. Beekes M, McBride PA, Baldauf E (1998) Cerebral targeting indicates vagal spread of infection in hamsters fed with scrapie. J Gen Virol 79(3):601–607
4. Brown P, Preece M, Brandel JP et al. (2000) Iatrogenic Creutzfeldt-Jakob disease at the millennium. Neurology 55:1075–1081
5. Collins S, Boyd A, Fletcher A, Byron K, Harper C, McLean CA, Masters CL (2000) Novel prion protein gene mutation in an octogenarian with Creutzfeldt-Jakob disease. Arch Neurol 57:1058–1063
6. Cousens SN, Linsell L, Smith PG et al. (1999) Geographical distribution of variant CJD in the UK (excluding Northern Ireland). Lancet 353:18–21
7. Fraser H, Farquhar CF (1987) Ionising radiation has no influence on scrapie incubation period in mice. Vet Microbiol 13:211–223
8. Glatzel M, Heppner FL, Albers KM, Aguzzi A (2001) Sympathetic innervation of lymphoreticular organs is rate limiting for prion neuroinvasion. Neuron 31:25–34
9. Glatzel M, Klein MA, Brandner S, Aguzzi A (2000) Prions: from neurografts to neuroinvasion. Arch Virol 16 (Suppl):3–12
10. Heppner FL, Christ AD, Klein MA, Prinz M, Fried M, Kraehenbuhl JP, Aguzzi A (2001) Transepithelial prion transport by M cells. Nat Med 7:976–977
11. Hill AF, Desbruslais M, Joiner S et al. (1997) The same prion strain causes vCJD and BSE. Nature 389:448–450
12. Jakob A (1921) Über eigenartige Erkrankungen des Zentralnervensystems mit bemerkenswertem anatomischem Befunde. (Spastische Pseudosklerose-Encephalomyelopathie mit disseminierten Degenerationsherden). Z ges Neurol Psychiatr 64:147–228
13. Jarrett JT, Lansbury PT Jr (1993) Seeding „one-dimensional crystallization" of amyloid: a pathogenic mechanism in Alzheimer's disease and scrapie? Cell 73:1055–1058
14. Klein MA, Frigg R, Raeber AJ et al. (1998) PrP expression in B lymphocytes is not required for prion neuroinvasion. Nat Med 4:1429–1433
15. Kocisko DA, Come JH, Priola SA, Chesebro B, Raymond GJ, Lansbury PT, Caughey B (1994) Cell-free formation of protease-resistant prion protein. Nature 370:471–474
16. Lasmezas CI, Cesbron JY, Deslys JP et al. (1996) Immune system-dependent and -independent replication of the scrapie agent. J Virol 70:1292–1295

17. Montrasio F, Frigg R, Glatzel M, Klein MA, Mackay F, Aguzzi A, Weissmann C (2000) Impaired prion replication in spleens of mice lacking functional follicular dendritic cells. Science 288:1257–1259
18. Prusiner SB (1982) Novel proteinaceous infectious particles cause scrapie. Science 216:136–144
19. Prusiner SB (1998) Prions. Proc Natl Acad Sci USA 95:13363–13383
20. Race R, Oldstone M, Chesebro B (2000) Entry versus blockade of brain infection following oral or intraperitoneal scrapie administration: role of prion protein expression in peripheral nerves and spleen. J Virol 74:828–833
21. Saborio GP, Permanne B, Soto C (2001) Sensitive detection of pathological prion protein by cyclic amplification of protein misfolding. Nature 411:810–813
22. Taylor KC, Wilesmith JW (1995) Diagnosis of BSE. Vet Rec 136:335
23. Will R, Ironside JW, Zeidler M et al. (1996) A new variant of Creutzfeldt-Jakob disease in the UK. Lancet 347:921–925

Sachverzeichnis

A

Adaptive Immunität 2
Aktiviertes Protein C 96
Antikoagulation 68
Antikörper 37
Antithrombin III 96, 103, 139
Apache 45
Apoptose 17

B

Bakterien 2
Blutbank 60
Blutung 122
BSE 146

C

Case Mix 46
CD-14 14, 28
CD-28 14
Chip-Technologie 32
C-reaktives Protein 5, 74
Creutzfeld-Jakob-Erkrankung 145

D

Danaparoid 68
D-Dimere 141
DIC 1, 37
Dif 10
Disseminierte Gerinnung 137

DRG 61
Drosophila 8, 28

E

EGF-Domäne 6
Eklampsie 103
Elastase 90
Endothel 89, 104
Endotoxin 2
EPCR 83

F

Fibrinogen 7, 139
Fibrinolyse 77
Fibronektin 15

G

Genom 29
Gerinnungsaktivierung 119, 124
Gerinnungsinhibitoren 76
Glykosaminoglykane 113
Glykosilierung 32
Granulozyten 27

H

Hämodilution 120
Hämophilie 67
Hämozyten 4

Heparin 68, 95
Herz-Kreislauf-Stillstand 119
Hypoxie 82. 120

I

Immunantwort 2, 27
Infektabwehr 2, 6
Inflammation 74
Innate Immunität 13
Intensivmedizin 4
Intensivstation 61
Intron 29
IRAK 16

K

Kalibrierung 43
Killerzellen 38
Klinischer Blick 67
Kosten 57
Kostenanalysen 58
Kosteneffektivitätsanalyse 66
Kostenminderungsanalyse 66
Kostenträgerrechnung 60
Kostenverteilung 61
Kumarinnekrose 90

L

Laborparameter 67
Lactat 74
Leber 10
LODS 49
LPS 2, 14, 28, 38
LPS-binding protein 14, 28
Lungenembolie 126

M

Meningokokken 90
Mikrozirkulation 74, 85, 96, 119

MOF 115
Mortalität 43, 89
Myokardinfarkt 128
Nematoden 7

N

NFκB 101, 16, 28, 74
No-reflow-Phänomen 121
Nutzwertanalyse 67

O

Organdysfunktion 49

P

PAF 105
PAI 177, 85
PAMP 27
Parameter 41
Pattern recognition receptors 14, 27
PCR 35
Peptidoglykane 14
Personalkosten 61
Pfeilschwanzkrebs 2
Pflegetag 60
Phylogenese 1
Pneumokokken 90
Polytrauma 137
Präeklampsie 103
Preisbildung 64
Prionen 145
Procalzitonin 74
Prognose 42, 73
Prostazyklin 105
Protein C 76, 81, 89, 95
Protein C-Inhibitor 84
Protein S 77
PRR 14
Purpura fulminans 89, 93

Sachverzeichnis

Q

Qualität 46

R

Reanimation 119
Regression 41
Reperfusion 120
Ribosom 32
ROC 43

S

Sachkosten 61
SAPS 46
Schock 137
Score 41
Scoresysteme 43
Selection-bias 42
Sensitivität 43
Sepsis 18, 27, 38, 41, 46, 74, 91
Sequenzhomolgie 35
Serinprotease 81
Serpine 7
Spaetzle 9
Spezifität 43
Splicing 30
Spongiforme Enzephalopathie 145
Stratifizierung 49

T

TAFI 82
Thrombin 7, 105
Thrombin-Antithrombin-III-Komplex 128, 140
Thrombolyse 119, 126
Thrombomodulin 81
Thrombozyten 77
Thrombozytenkonzentrate 62
Tissue Faktor Pathway Inhibitor 19, 76
TLR 28
Toll 11, 14, 28
TRAF 16
Transkription 30
Trauma 142
TREM 38
Tumor Nekrose Faktor 38, 74

V

Validierung 43
Verbrauchskoagulopathie 1
Vitamin-K-Antagonisten

W

Wirtschaftlichkeitsbetrachtung 66

Druck (Computer to Film): Saladruck Berlin
Verarbeitung: Stürtz AG, Würzburg